Gérard Cazanave

Balades en biologie

Gérard Cazanave

Balades en biologie

Ostéopathie et micronutrition

Éditions Vie

Impressum / Mentions légales

Bibliografische Information der Deutschen Nationalbibliothek: Die Deutsche Nationalbibliothek verzeichnet diese Publikation in der Deutschen Nationalbibliografie; detaillierte bibliografische Daten sind im Internet über http://dnb.d-nb.de abrufbar.

Alle in diesem Buch genannten Marken und Produktnamen unterliegen warenzeichen-, marken- oder patentrechtlichem Schutz bzw. sind Warenzeichen oder eingetragene Warenzeichen der jeweiligen Inhaber. Die Wiedergabe von Marken, Produktnamen, Gebrauchsnamen, Handelsnamen, Warenbezeichnungen u.s.w. in diesem Werk berechtigt auch ohne besondere Kennzeichnung nicht zu der Annahme, dass solche Namen im Sinne der Warenzeichen- und Markenschutzgesetzgebung als frei zu betrachten wären und daher von jedermann benutzt werden dürften.

Information bibliographique publiée par la Deutsche Nationalbibliothek: La Deutsche Nationalbibliothek inscrit cette publication à la Deutsche Nationalbibliografie; des données bibliographiques détaillées sont disponibles sur internet à l'adresse http://dnb.d-nb.de.

Toutes marques et noms de produits mentionnés dans ce livre demeurent sous la protection des marques, des marques déposées et des brevets, et sont des marques ou des marques déposées de leurs détenteurs respectifs. L'utilisation des marques, noms de produits, noms communs, noms commerciaux, descriptions de produits, etc, même sans qu'ils soient mentionnés de façon particulière dans ce livre ne signifie en aucune façon que ces noms peuvent être utilisés sans restriction à l'égard de la législation pour la protection des marques et des marques déposées et pourraient donc être utilisés par quiconque.

Coverbild / Photo de couverture: www.ingimage.com

Verlag / Editeur:
Éditions Vie
ist ein Imprint der / est une marque déposée de
OmniScriptum GmbH & Co. KG
Heinrich-Böcking-Str. 6-8, 66121 Saarbrücken, Deutschland / Allemagne
Email: info@editions-vie.com

Herstellung: siehe letzte Seite /
Impression: voir la dernière page
ISBN: 978-3-639-74253-4

Balades en biologie
Ostéopathie et micronutrition

Gérard Cazanave DO MROF

Remerciements

À ma mère, pour sa bienveillance inconditionnelle.

À ma tendre épouse, Florence.

À France et Bertran.

À mes enfants, Aude et Adrien.

Au Docteur Michel Retzmanick, pour m'avoir fait découvrir la micronutrition et m'avoir ouvert les portes de l'IEDM.

Au Docteur André Ratio.

À la forêt de Bouconne qui m'a reçu et soufflé quelques unes de ces lignes.

À mon père

2

Préface

Le livre de Gérard Cazanave est un authentique testament stillien.

Il allie la main dans sa qualité et sa connaissance à des organes et tissus vitalisés par une biologie normalisée.

C'est la synthèse conjuguée entre un statut cellulaire entretenu ou normalisé et la manipulation viscérale, qui livre la potentialité du projet ostéopathique total.

La proposition de l'ouvrage est au rendez-vous de ce que l'ostéopathe et le public attendaient pour se rapprocher au mieux de l'être dans son entier.

Docteur André Ratio DO MROF
Directeur du C.S.O.

1. Pourquoi ce livre ?

Sauvez votre corps[1] *!* Le docteur Catherine Kousmine, nous fait part en 1987 de son expérience. Plus d'un demi siècle d'exercice, d'expérimentations personnelles sur des souris, suggèrent que l'alimentation est au cœur de nombreuses pathologies.

L'épopée hippocratique d'une médecine diététique reprend force, après l'explosion de la pharmacologie des années 50.

Le flambeau est repris ensuite par le docteur Jean Seignalet qui nous propose en 1996 une 3ème médecine[2] pour contrecarrer les effets morbides de l'aliment moderne.

Ce livre est une révolution dans le vrai sens du terme ! La médecine scientiste porte sur notre assiette un regard critique, étayé par le raisonnement sans faille d'un médecin chercheur, spécialiste en histocompatibilité et en immunologie.

Sclérose en plaques, rhumatismes inflammatoires, diabètes, cancers appellent un traitement nutritionnel. Le discours transforme le regard complaisant que l'on portait alors sur l'alimentation.

Cet ouvrage est une proposition pour des patients en quête de réponses, pour des praticiens sensibilisés à l'impact de l'environnement et pour bien d'autres qui vont découvrir ce domaine.

Sur ces bases, de nombreuses réflexions vont émerger et quelquefois, ce seront les patients eux-mêmes qui au travers de l'ouvrage vont convaincre leurs médecins.

Beaucoup d'ostéopathes découvrent Jean Seignalet. Certains d'entre eux ont suivi des formations de laboratoires durant leurs cursus de base.

Cette double compétence, au service de la consultation, élargit une prise en charge qui se revendique comme globale. Les résultats sont probants.

---

[1] *Sauvez votre corps !* (KOUSMINE, 1987)
[2] *L'alimentation ou la troisième médecine* (SEIGNALET, 2001)

Cependant des interrogations surgissent :

- quelle crédibilité peut avoir ce conseil?
- quelle légitimité a le thérapeute pour proposer une correction nutritionnelle ?

Les dernières minutes de la consultation sont généralement consacrées à cet exercice.

Le discours peut s'avérer très universel mais peu adapté :

- « évitez les aliments sucrés, salés, et gras »
- « mangez cinq fruits par jour… ou cinq légumes »
- « prenez un probiotique, un antioxydant, du sélénium, des vitamines… »

Doit-on appliquer benoîtement une consigne *alimentation-santé* en négligeant l'apport précieux d'une réflexion tenant compte de notre spécificité ?

Comme l'écrit Still au sujet de la présence d'un appareil à rayon X à Kirksville :

La radio en augmentant considérablement les vibrations, nous permet de voir en dessous de la surface ce que nos yeux ne pourraient découvrir.

Pourquoi ne pas entraîner nos esprits à faire cela ?

Pourquoi ne pas entraîner nos doigts à faire cela ?

Nos mains nous lèguent des informations qui peuvent anticiper la compréhension micronutritionnelle. Ainsi, ne soyons pas des ostéopathes et des micronutritionnistes, mais des ostéopathes tout simplement, même les dernières minutes !

➢ Quel conseil alimentaire donner à cette patiente de 60 ans, mince, avec une zone tégumentaire dorsolombaire épaissie, un bloc D12 L1, les chevilles empattées, le cheveu et l'ongle cassant et qui nous consulte pour des douleurs généralisées ?

➢ Que proposer à la patiente qui n'a plus le moral, qui présente un lobe droit hépatique plus dense, qui prend la pilule, est constipée avec un côlon ascendant palpable et un caecum en rotation interne ?

➤ Comment aider cet ingénieur de 50 ans qui prend du ventre, présente des cicatrices pourpres, se sent essoufflé quand il monte les escaliers, va se faire opérer du ménisque gauche, a un rythme crânien plutôt lent, un rein gauche palpable, s'endort tard, se réveille fatigué et qui vous consulte pour des lombalgies qui cessent pendant les vacances ?

Des liens semblent naitre entre nos doigts et notre connaissance de la biochimie. De la mécanique vers le biologique, nous voyagerons de la fonction vers l'environnement puis vers la structure ; ou bien l'inverse !
L'objectif des lignes qui suivent est double :

• Décrire quelques mécanismes qui sollicitent l'homéorhésie[3] au delà de ses capacités. Ils programment la dysfonction qui, dans le temps, deviendra pathogène.
• Permettre à l'ostéopathe de faire un lien entre ses perceptions visuelles, palpatoires et les perturbations biologiques, biochimiques du patient.

Pour illustrer ces informations avec légèreté, chaque thème sera raconté comme une balade en biologie.

---

[3] Homéorhésie : Ce terme est préférable à celui d'homéostasie, introduit par Claude Bernard qui admet la stabilité comme une caractéristique du vivant. L'homéorhésie au contraire, souligne une des qualités du vivant qui est de s'adapter en permanence à des conditions environnementales changeantes en faisant varier ses propres paramètres. Il dialogue ainsi avec son milieu adoptant une variabilité cyclique, qui peut se représenter par une ou plusieurs sinusoïdes.

2. Qu'est-ce que la micronutrition?

La micronutrition est une science qui envisage la nutrition sous l'aspect de la présence au niveau cellulaire de nutriments indispensables. Ils sont considérés comme essentiels dans le maintien ou la restauration de différents mécanismes physiologiques qui président à la santé.

Ils appartiennent à différentes catégories :

- Oligoéléments
- Vitamines
- Acides Gras essentiels[4]
- Acides Aminés essentiels

La micronutrition :

- évalue la présence et la disponibilité de ces micronutriments.
- corrige l'alimentation de manière individualisée et spécifique afin de palier aux déficits ou aux excès.
- apporte des compléments pour corriger les carences ou les déficits.

Notre définition semble bien pragmatique; sera-t-elle suffisante pour vous donner envie d'aller plus loin, d'en savoir plus ?

Derrière ce mot, micronutrition, peuvent se cacher bons nombres de partis, de commerces, peut-être de croyances, d'intentions, de pratiques aussi…

- *La micronutrition est une mode, un régime santé, une nouvelle approche de la diététique…*
- *La micronutrition vous fera maigrir…*

---

[4] Étymologiquement la micronutrition corrige les oligoéléments et les vitamines, mais en pratique elle s'intéresse aussi aux acides gras et aux acides aminés essentiels.

- *La micronutrition est le regard critique et envieux du biochimiste sur notre assiette de cassoulet...*
- *La micronutrition, c'est manger ce que l'on veut et croquer 17 gélules et 11 capsules à chaque repas pour équilibrer notre ration...*
- *La micronutrition ! C'est dépassé, vive la nutrithérapie !*
- *La micronutrition est une dérive de la médecine ortho-moléculaire...*

Ne désirant contrarier aucun lecteur, nous allons éviter le piège qui consisterait à commenter, réfuter ou créditer ces différents postulats. Cette généreuse diversité la protège de la sclérose. Elle permet aux sympathisants d'évoluer vers une salutaire conscience de l'alimentation.

C'est un point extrêmement positif et fondamental.

Acceptons l'idée que la micronutrition est protéiforme et que chacun, persuadé d'en détenir les clés, y mette ce qui correspond à sa culture, à son exercice, à ses compétences et surtout pour le praticien, au temps qu'il lui consacre au sein de sa consultation.

Admettons aussi qu'elle n'appartienne à personne, mais se prête à de nombreuses contorsions commerciales ou partisanes.

Il y aura donc une micronutrition de l'ostéopathe, qui lui réserve depuis 1874 une place d'honneur dans son champ de compétence[5].

Cette micronutrition va, entre nos mains, s'enrichir d'une lecture anatomique, du toucher de nos doigts pensants, d'une culture qui nous invite à croire en la perfection

---

[5] (STILL, osteopathie recherche et pratique, 1910)

de la nature et à une forme de déterminisme[6] dont nous ne cessons d'hériter depuis 140 ans.

La micronutrition n'est donc pas un adjuvant de l'ostéopathie comme on a pu le penser, elle représente l'ostéopathie dans sa dimension cellulaire et environnementale.

Comment ne pas évoquer les mises en garde de Guy Dudley Hulett[7] ?

« Un millier de conditions environnementales et d'habitudes individuelles peuvent initier ou prédisposer aux désordres de fonctions »

Dudley milite très tôt pour une ostéopathie cellulaire, alors que l'on sait encore peu de choses sur cette unité du vivant.

H.H. Fryette, à son tour en 1942, dans un article traitant de l'arthrite, nous interpelle[8] :

Se souvenir que le mot NUTRITION doit être écrit en lettres capitales...

Il ne faut jamais oublier qu'il s'agit d'une pathologie nutritionnelle et dans tous les cas il y a une perturbation du métabolisme de base, qui est, je pense, en premier lieu une faille du métabolisme des minéraux.

Harold Magoun[9] revient sur le sujet :

Étant une unité fonctionnelle, accordant les lois de la chimie et de la physique, la capacité du corps à développer une fonction normale dépend d'un apport adéquat de tous les éléments et facteurs organiques qui lui sont nécessaires ainsi que de leurs distributions dans toutes les structures jouant un rôle vital.

Les citations des maîtres sur le sujet pourraient alimenter un ouvrage entier. Hormis la dimension conceptuelle, leurs bases sont aujourd'hui minées par les avancées de la biologie.

---

[6] Wikipedia : Le déterminisme est une notion philosophique selon laquelle chaque événement est déterminé par un principe de causalité.
[7] (HULETT, A text book of the principles of osteopathy, 1922)
[8] *Arthritis.* Yearbooks selected paper, p58 (FRYETTE, 1942)
[9] *Stress disease and nutrition* (MAGOUN, 1968)

Ces quelques mots soulignent juste que l'ostéopathe a, dès ses origines, posé sur l'environnement, la nutrition, un regard acerbe.

On ne peut que regretter que le « navire ostéopathique », accostant en France dans les années 60[10], n'ait pas amené dans ses soutes cette dimension biochimique. Il livre sa précieuse cargaison philosophique mécaniste, repoussant bien loin les limites de nos perceptions, et instaure le dogme indéboulonnable de la relation structure-fonction.

Ce manquement nous vaudra de nombreuses critiques des croyants du tout chimique, car l'époque voit éclore la biochimie comme une fleur panacée de toutes les souffrances.

Quelques décennies plus tard, le monde médical ne sera pas épargné par une vague de philosophie, une psychanalyse nécessaire à son émancipation de l'industrie chimique. Bruce Lipton en 2006[11] revisite la biologie. Il nous annonce qu'une cellule peut vivre sans son noyau mais ne peut survivre sans son interface avec l'environnement : sa membrane. Le noyau est désacralisé ! Parmi les informations intégrées par cette cellule, à coté des protéines messagères, des ions traversant les canaux d'échanges, on admet la pensée et l'intention comme des messages reçus par la cellule. Par cette vision subtile de la biologie cellulaire, de nouvelles voies entrent dans l'arène thérapeutique.

Le vivant retrouve sa véritable dimension, intégrale, telle que Still la dessine au XIXème siècle. Merci Docteur Lipton.

Cet aphorisme *structure-fonction* sera indûment ânonné consciencieusement par des générations d'ostéopathes jusqu'à ce que d'heureuses exégèses de Still[12] nous

---

[10] Les années 60 voient naitre l'ostéopathie en France en tant que courant médical transmis et enseigné, mais son exercice était bien sûr plus ancien.
[11] *La biologie des croyances* (LIPTON, 2006)
[12] *Interface* (LEE, 2011)

parviennent enfin. L'ostéopathe français ne peut plus s'affranchir de la globalité par la seule application méthodique de l'aphorisme Stillien *La structure gouverne la fonction* et inversement.

Sans remettre en cause cette prière, nous reconnaissons à présent ses limites, dues à son incomplétude. Elle néglige la dimension environnementale. La clé de cet oubli réside dans la définition même de l'homme. L'homme terrestre de Still est Trin, il est la réunion pour un temps, de l'esprit, de la matière et du mouvement.[13]

• *Le mouvement est la vie* dans sa dimension spirituelle, éternelle. La matière est son support durant notre présence terrestre. Cette matière va devoir puiser dans l'environnement des matériaux qui vont transiter quelques heures, quelques jours, quelques années pour donner forme à la vie, au mouvement.

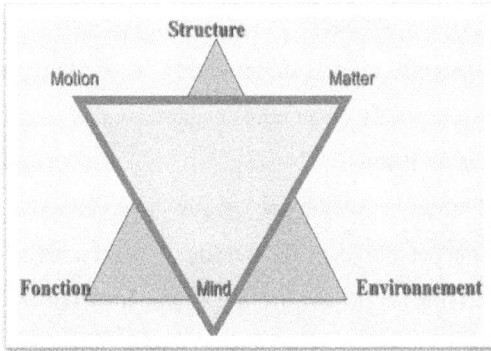

Structure

Motion   Matter

Fonction   Mind   Environnement

• La matière, écoulement perpétuel de la vie, traverse l'homme comme la rivière, la prairie.

• *Mind*, l'esprit, est notre libre arbitre, notre capacité à choisir notre action sur l'environnement. Il dépend, bien sur, de notre fonction, qui elle même entretient une relation bivalente avec la structure.

Fort de ces convictions, Still soutient ses traitements par des conseils nutritionnels et des évictions de drogues, médicaments, alcool…

Il prescrit à ses patients, des corrections alimentaires post traitements, spécifiques de

---

[13] Mouvement et vie sont synonymes dans le concept *stillien*.

l'organe qu'il vient de traiter : le côlon avec du gruau, le miel pour les reins[14], des évictions alimentaires, noix, fruits frais dans la dysenterie[15]...

Il reconnaît dans le mécanisme de digestion la perfection de la vie et décrit une finalité aussi bien physique que psychique :

Que nous regardions avec l'œil et l'esprit du critique, l'œil de l'ingénieur, l'œil du chimiste, l'œil de l'ingénieur électricien (....) nous ne discernons que perfection, dans le but et le résultat, une combinaison parfaitement merveilleuse pour concevoir et utiliser toutes les forces physiques, aussi bien explosives que cohésives, aussi bien mentales que physiques[16].

Nous verrons dans la partie consacrée au cerveau combien ces mots sont visionnaires. La micronutrition va se pencher sur ce flux de matière avec cette conscience que les éléments les moins représentés peuvent être les plus importants. Cette notion, portée par le vent quantique de notre époque, est la métaphore du battement d'aile d'un papillon. Le diable se cacherait il dans les détails ?

Nous puisons dans notre alimentation l'énergie nécessaire aux mouvements cellulaires. Cet aspect du vivant ne semble pas générer de dysfonctions ni de pathologies dans nos sociétés industrielles, civilisées. Ce n'est malheureusement pas le cas à l'échelle mondiale.

Au delà de l'énergie, nos cellules ont besoin, pour leur survie, d'éléments représentés en petites quantités dans un équilibre subtil, en parfaite adéquation avec notre existence de chasseurs cueilleurs du néolithique[17]. Si chasseurs, quelques uns le sont restés, cueilleurs occasionnels aussi, notre existence vitale ne dépend plus de ces activités.

Nous chauffons nos habitations, nous nous déplaçons dans des véhicules avides

---

[14] (STILL, *ostéopathie recherche et pratique,* 1910, pp. 112, 142)
[15] (STILL, ostéopathie recherche et pratique, 1910, p. 137)
[16] (STILL, ostéopathie recherche et pratique, 1910, p. 124)
[17] *L'alimentation ou la troisième médecine*. (SEIGNALET, 2001)

d'énergie, nous pratiquons des activités physiques qui ne nous ramènent en général pas de gibier, ni la moindre nourriture. Pour financer tout cela nous utilisons une grande partie de notre temps et de notre énergie à faire commerce de nos compétences spécifiques. Ce nouveau paradigme, qui nous paraît si ancien qu'il semble être inhérent à notre existence, est en fait le fruit d'une transformation récente, quelques millisecondes à l'échelle de l'humanité. Notre évolution biologique n'a pu suivre notre évolution sociale.

Sur ce constat nous assistons à la survenue et au développement de pathologies dites de civilisation. Ces pathologies sont les dénominateurs communs aux sociétés civilisées, avec des nuances qui trahissent les habitudes collectives de chacune.

Se pose alors le projet de vivre pleinement notre époque, sans forcément abandonner nos vêtements, notre travail, notre T4 avec balcon, pour sombrer dans l'autosuffisance alimentaire à l'ombre d'une yourte!

Il doit y avoir un moyen de palier à ce déficit d'évolution en préservant notre confort.

La perfection ! Souvenez vous, la nature est, par essence, parfaite[18], et cette perfection a même prévu notre inconséquence !

L'évolution est sage, elle ne se précipite pas pour changer le code (génétique ?). La nature du vivant nous propose une autre alternative : l'adaptation.

Nous voilà revenus au sein de la relation structure-fonction ! L'adaptation est une réaction qui doit protéger la fonction en modifiant la structure, à l'échelle de la vie d'un individu. L'ostéopathe est au centre de ce champ vital car par sa lecture précise, spécifique, il va proposer un point d'appui à partir duquel la fonction va pouvoir se réorganiser et s'adapter à des conditions défavorables. Tout est donc pour le mieux, les pathologies de civilisations sont vaincues !

Malheureusement, subsistent des zones d'ombre, ces détails où se cache le diable. En voici quelques unes :

---

[18] (STILL, Philosophie de l'ostéopathie, 1899, p. 29; STILL, ostéopathie recherche et pratique, 1910, p. 26...)

- une pathologie de civilisation est une maladie qui apparaît au grand jour bien longtemps après son allumage ! Ce principe brouille énormément leur compréhension.

- Nos bilans biologiques ont parfois des fourchettes de normalité qui tolèrent cette période de latence. Il faudra donc distinguer ce qui appartient à la dysfonction, première phase d'évolution, la plus longue, et ce qui appartient à la maladie, manifestation d'un inconfort, d'une douleur, d'une incapacité ou mort.

Les maladies cardio-vasculaires illustrent parfaitement ce protocole morbide. Plus de 50% des arrêts cardiaques sont asymptomatiques avant cet événement[19]

- Cette période dysfonctionnelle affiche une variabilité temporelle qui dépend de chaque individu.

- Cette évolution peut commencer dans le ventre maternel, ou même plus loin dans la vie de nos grands parents, comme nous l'évoquerons au chapitre consacré à l'épigénétique.

- Les signes de ces pathologies existent mais ne sont pris en compte que quand ils interpellent une réponse médicale. Dans nombres d'autres cas le mépris est souvent la règle. Pour cette raison, l'ostéopathe doit se pencher sur la biologie, avec humilité, en respectant les prises en charge nécessaires des pathologies avérées, mais avec une extrême attention à l'égard des prémices de la maladie.

Partons à la découverte de ce terrain, qu'on le nomme micronutrition, médecine ortho moléculaire ou nutrithérapie, avec aux bouts de ses doigts, trois beaux objectifs :

- Détecter

- Comprendre

- Intervenir physiquement avec nos mains et chimiquement sur l'environnement avec nos conseils.

---

[19] Systematic assessment of patients with unexplained cardiac arrest. (KRAHN, et al., 2009)

Les portes d'entrée dans ce champ sont aussi riches que la diversité de nos prises manuelles. Chacune sera catalysée par le raisonnement ostéopathique. Cette lecture, qui fait notre spécificité, donne à la micronutrition une perspective d'une extrême profondeur.

Comme la technique ostéopathique évolue, ce domaine se doit aussi de répondre aux recherches actuelles et aux études internationales les plus récentes.

La micronutrition doit être comprise comme un champ d'application du concept ostéopathique. Les ostéopathes doivent apprendre à se balader en biochimie, en biologie cellulaire, comme ils voyagent en anatomie et en biomécanique, passer de l'une à l'autre pour une meilleure compréhension de l'homme dans sa globalité.

Pour cette mission, nous avons besoin des compétences de nombreux chercheurs, de médecins, de nutritionnistes, qui œuvrent depuis de nombreuses années avec un esprit d'explorateur, insoumis, insubordonnés aux lobbies de l'agro-alimentaire et aux vieux préjugés.

Nous allons évoquer un domaine sur lequel pleuvent de nombreuses polémiques.

Qui sont les acteurs de cette joyeuse polyphonie, qui obscurcit le débat?

➢ D'un côté, des défenseurs absolus de la doxa médicale, rassurant sur nos modes de vie : *l'alimentation moderne est équilibrée ; il faut manger de tout, il ne peut exister de carence par l'aliment moderne...*

On doit, pour ces orthodoxes, se méfier des vendeurs de restrictions qui nous poussent à lutter contre nos penchants naturels. Ces alarmistes veulent nous rendre méfiant vis à vis de la généreuse offre agro-alimentaire. Les apôtres du bio sont suspectés d'une grave déviance, d'une pathologie mentale, motivée par la recherche de l'aliment sain, l'orthorexie nerveuse.

➢ De l'autre des gourous omniscients, généralisateurs du moindre mécanisme biologique pour en faire une vérité universelle, bon commercial à l'occasion pour vendre une méthode magique à même de vous guérir, faire maigrir... Ils ont une bonne audience auprès du public.

Vous rencontrez ces deux catégories d'acteur dans nombre d'émissions télévisées, ton péremptoire de rigueur, témoignages affligeants de patients victimes ou miraculés comblent le temps d'émission, mais n'apportent aucune réponse sérieuse.

Il nous faut sortir de ce manichéisme aussi servile que stérile.

Trouver une grille d'évaluation scientifique devient une nécessité pour extraire les informations valides.

La démarche doit être soutenue par quatre pieds :

1. Un mécanisme biologique.

2. Un crédit d'études in vitro et, ou, in vivo.

3. Un crédit d'études épidémiologiques.

4. Une expertise clinique.

1- Cela doit commencer par une hypothèse, soutenue par une caution évidente de la physiologie. Un mécanisme dénonçant une dérive de notre adaptation se révèle. La physiologie est un océan dans les profondeurs duquel se retrouvent des arguments pour soutenir à peu près toutes les corrections.

2- Si ce mécanisme est validé par quelques études scientifiques, nous pouvons accorder une valeur à l'hypothèse. Études contradictoires, méta-analyses, quelquefois aussi, contradictoires ; les chiffres sont parfois les oripeaux de quelques lobbies de l'industrie agro-alimentaire...

Il est difficile de se faire une opinion. Se renseigner sur le financement, les déclarations d'intérêts, les groupes agro-alimentaires qui commanditent ces études, apporte un relief nouveau aux conclusions avancées. L'ouvrage de Thierry Souccar et Isabelle Robard dévoile quelques méthodes de propagande en matière d'alimentation.[20]

---

[20] Santé, mensonges et propagande (SOUCCAR & ROBARD, 2004)

3- L'analyse épidémiologique renforcera l'hypothèse. La marque d'une dérive physiologique à l'échelle des populations apporte un crédit et nous encourage à soutenir le message.

4- La dernière étape, essentielle, est de notre responsabilité, puisque qu'elle fait appel à notre expertise clinique, qui vérifiera ou pas, l'hypothèse au niveau individuel.

Ainsi la vérité scientifique n'est pas toujours universelle, monolithique, mais peut correspondre à une échelle d'observation, individuelle, régionale, nationale ou mondiale.

Afin de soutenir un propos qui se veut le plus fidèle au concept d'Andrew Taylor Still et à sa règle des 5[21], l'ouvrage se compose de cinq chapitres, pour cinq organes métaboliques :

➢ Le foie,

➢ Le pancréas,

➢ Les reins,

➢ L'intestin

➢ Le cerveau.

Pour chaque organe nous effectuons une ou plusieurs balades en biologie pour reconnaître une partie de la réalité physiologique.

Le thème est traité avec le plus de simplicité possible mais n'a pas l'intention de l'exhaustivité.

Nous en tirerons un enseignement pour nos doigts, nos mains, nous ferons le point sur les corrections alimentaires à apporter et proposerons une complémentation adaptée à un terrain trop dégradé.

---

[21] Still souligne la récurrence de ce nombre pour les lobes des poumons, du foie, des qualités du nerf, des sens… (STILL, Philosophie de l'ostéopathie, 1899, p. 85)

3. Le foie

On ne pouvait rêver d'un patronyme plus gastronomique pour cet organe qui, par sa situation, est une des nombreuses frontières entre les nutriments filtrés par l'intestin et le milieu intérieur. Il hérite son nom d'un fruit, la figue, que les égyptiens utilisaient pour gaver les oies afin d'obtenir cette stéatose encore tant appréciée.

Organe barrière, il reçoit les informations du monde environnant, sous la forme de molécules, plus ou moins bienveillantes. Il va devoir les trier, les transformer, les utiliser ou, les rejeter. Cette position privilégiée en fait un organe clé de notre système immunitaire. Nous allons commenter brièvement, trois des 600 fonctions qu'on lui prête :

➢ son rôle dans la gestion de l'inflammation,

➢ son rôle dans la conservation d'un métal précieux et

➢ son implication pour la préservation d'une expression génique idéale.

Un kilo cinq cent grammes d'un tissu rouge foncé qui travaille en silence, douillettement calé sous la cape diaphragmatique, bercé par sa houle dynamisante.

Comment imaginer qu'un mécanisme physiologique puisse être la source de tant de maux ? Notre créateur aurait il fait une erreur, un bug dans la programmation de la machine humaine ?

À en croire les ventes de médicaments en officine, où l'anti-inflammatoire tient la 3ème place[22], derrière les paracétamols, le problème mérite que l'on s'y intéresse. Pourquoi un tel succès ? Le goût et la couleur des comprimés n'y sont pas pour beaucoup.

L'inflammation est partout, elle nous gêne, nous handicape, nous fait souffrir. S'en défaire est une priorité car nous ne prenons plus le temps d'avoir mal.

Cette impatience ne modifie pas la chronologie des mécanismes inflammatoires. Dans sa perfection, une réaction biologique est adaptée, protectrice et programmée pour une durée déterminée d'un point de vue physiopathologique.

L'inflammation est l'archétype de la réaction immunitaire. Elle est la réponse la plus simple, la plus rapide, la plus généraliste, donc la moins adaptée (en comparaison aux autres réponses). Elle appartient à l'inné. Ce sera notre première défense contre une agression ; c'est donc une protection inductible, rapide. Elle alerte, si nécessaire, l'immunité acquise pour une réponse plus lente mais plus adaptée.

Cependant, ce mécanisme peut s'enrayer et la réponse physiologique va devenir pathologique, soit par un « enthousiasme excessif» qui va la mener vers un état aigu ou suraigu, soit par une paresse à s'accomplir jusqu'au bout et devenir chronique, trainer des semaines, des années même[23].

---

[22] 1er Paracétamol, 2ème Paracétamol codéiné, 3ème Ibuprofène ; les 3= 18%. Sources : Agence nationale de sécurité du médicament et des produits de santé, rapport 2011 : Analyse des ventes de médicaments en France en 2011

[23] Troisième cause de mortalité après les affections cardio-vasculaires et les cancers : (PRIN, et al., 2013)

Le déroulé reconnu pour idéal comprend trois séquences :

➢ Une phase d'initiation

➢ Une phase d'amplification

➢ Une phase de résolution et de réparation

➢ Phase d'initiation

Le terrain de l'agression sera souvent une muqueuse, car son rôle, sa raison d'être, consiste à nous protéger, sans nous isoler totalement. Cette interface avec le monde est conçue pour cette double mission.

Des poils, des cils, un péristaltisme, un mucus gluant, sont là pour gêner l'installation de troublions, tant au niveau épidermique, génital, intestinal que respiratoire.

Le contrôle de ce terrain est dévolu au système nerveux autonome, premier acteur d'une guerre silencieuse.

À ce terrain inhospitalier pour l'agresseur, se rajoute une flore commensale, ces « animaux » qui nous peuplent, plus nombreux que nos propres cellules. Ils occupent le terrain muqueux et se permettent même de diriger notre immunité…

Dès l'agression commise il faut promptement réagir : contenir et prévenir.

Un recrutement de cellules spécialisées est organisé, sur place par des résidentes, les macrophages, ou des délatrices, les mastocytes par exemple. In situ, parviennent des cellules sanguines, les polynucléaires neutrophiles.

Une flopée de médiateurs chimiques sont déjà mobilisés pour que la réponse soit rapide et efficace : l'histamine des mastocytes, la sérotonine des plaquettes, des cytokines provenant de victimes locales…

Une mention spéciale à la précieuse histamine, elle a peu l'habitude d'être louée. Elle organise l'œdème local, fermant les sphincters post-capillaires et ouvrant les précapillaires. Ce simple jeu de vannes permet d'augmenter les échanges locaux. Cela cantonne l'agresseur dans une zone réduite et le propose à l'action de cellules spécialisées qui vont lui régler son compte.

À distance, cette précieuse histamine[24] stimule la production centrale de cellules spécialisées et prépare l'amplification de la réponse.

> Phase d'amplification

L'agresseur est vaillant. La réaction doit passer par une étape qui va mobiliser le corps entier.

Localement tout est fait pour éradiquer l'importun :

o La phagocytose : l'agresseur se fait dévorer par les macrophages.

o La cytotoxicité : il se fait injecter des substances létales livrées par les Natural Killers.

o Le macrophage sécrète du Monoxyde d'Azote (NO.), un super oxydant qui détruit l'agresseur et empêche sa multiplication.

Ces actions vont bien vite épuiser les acteurs locaux, si l'on ne sollicite pas un accompagnement du commandement central, alors il faut alerter.

Ce sera le rôle des cytokines.

Parmi elles, trois vont retenir notre attention car elles conduisent à la généralisation de la réponse.

Le conflit devenant général, des alliés s'en mêlent !

o *L'interleukine 1*, commande au cerveau. Elle déclenche la fièvre, pour *sur-activer* la circulation sanguine et la production des acteurs défensifs; le système nerveux central (l'hypothalamus) s'engage. Il va induire le repos, provoquer la somnolence,

---

[24] Sa sécrétion exagérée participe à l'allergie.

freiner les fonctions digestives, donc déclencher une anorexie. Toutes les forces physiologiques sont tournées vers la production défensive.

La réponse est alors neurologique centrale.

o *Le TNF alfa* ou Facteur de Nécrose Tumorale ou cachectine, est un grand commanditaire de tout ce scénario; il coupe l'appétit (augmentation de la leptine), fait monter la fièvre, encourage le travail des macrophages et des polynucléaires. C'est un bon artisan de la trilogie inflammatoire *rubor* (rougeur), *calor* (chaleur), *tumor* (tuméfaction, œdème).

o *L'interleukine 6* joue un rôle complexe, ubiquitaire autour de l'inflammation avec des implications osseuses, musculaires sur les lymphocytes B. Sa cible hépatique n'est pas à négliger puisqu'elle va l'encourager à produire ces fameuses protéines de l'inflammation.

Les protéines de l'inflammation, amies ou ennemies ?

La réponse inflammatoire a généré de nombreuses armes de destruction massive: les protéases. Elles sont chargées de découper en petits bouts, des morceaux d'agresseurs, afin qu'ils disparaissent définitivement. Ces protéases lancées, leur détermination est aveugle. Elles commencent à se retourner contre nous…

Nos muscles, constitués majoritairement par des protéines, vont se retrouver victimes de ces enzymes. Une inflammation qui perdure est un facteur de cachexie, de fonte musculaire. Il faut donc limiter dans le temps cette production d'abord « salvatrice » avant qu'elle ne devienne délétère.

Le foie va concourir à cet effort par

➢ La fabrication d'anti-protéases (anti-trypsine, anti-chimotrypsine) qui vont contrecarrer l'action des protéases et limiter la perte musculaire.

➤ La production de Protéines C Réactives qui fragmentent les acides nucléiques des cellules mortes (apoptotiques) pour qu'ils s'éliminent et ne deviennent pas haptènes[25]. L'haptène est une petite molécule qui est reconnue par le système immunitaire comme étrangère et qui va déclencher une nouvelle réaction inflammatoire en se liant avec une molécule plus importante.

Le foie est donc un acteur précieux, qui conduit l'inflammation vers la phase de réparation.

➤ Phase de résolution et de réparation.
L'ennemi est pulvérisé, anéanti. Il faut que cesse le conflit sous peine de détérioration générale des fonctions du corps. Il faut aussi rendre au tissu local son intégrité.
Ainsi, des médiateurs vont
o freiner la réaction,
o produire des facteurs de croissance,
o enclencher une néo vascularisation,
o provoquer la migration de cellules endothéliales sur site : la cicatrisation débute.

On assiste à l'arrivée des fibroblastes, à la fabrication de glucosamine, de polyglycanes, de collagène : la restauration du tissu conjonctif est en marche, la lymphangiogénèse suit.

Des cytokines ont mis le feu. D'autres vont devoir maintenant l'éteindre. Le foie, accroît sa production d'anti protéases et stimule l'axe Hypothalamo-Hypophysaire

---

[25] L'haptène est un transporteur d'éléments sanguins

Surrénalien[26]. Les surrénales entrent en action, le cortisol, ce *super corticoïde*, va achever l'extinction de l'inflammation.

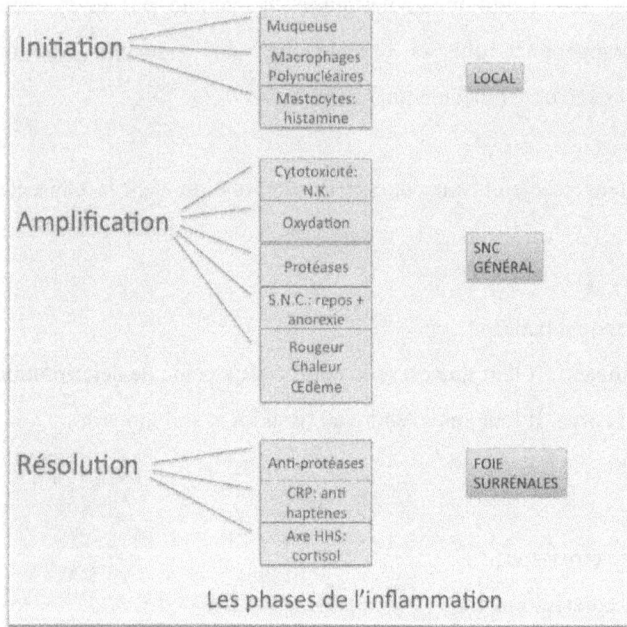

Initiation	Muqueuse / Macrophages Polynucléaires / Mastocytes: histamine	LOCAL
Amplification	Cytotoxicité: N.K. / Oxydation / Protéases / S.N.C.: repos + anorexie / Rougeur Chaleur Œdème	SNC GÉNÉRAL
Résolution	Anti-protéases / CRP: anti haptènes / Axe HHS: cortisol	FOIE SURRÉNALES

Les phases de l'inflammation

➢ Que peut en conclure l'ostéopathe ?

Nous aurons l'occasion de nourrir le sujet de l'inflammation plus loin, mais voyons déjà les opportunités d'interventions que suggère cette analyse.

Nous venons de décrire quelques acteurs de l'inflammation, les phases qui se succèdent, leurs conséquences. Si tout se passe bien aucune intervention n'est nécessaire, l'inflammation est souveraine.

o Quelquefois le système s'emballe très fort ou trop longtemps, les signes sont

---

[26] Axe H.H.S. : CRF – ACTH- Glucocorticoïdes

éclatants, handicapants. Cela va du tennis-elbow d'un sportif enthousiaste à des pathologies plus graves, polyarthrites rhumatoïdes, spondylarthrites, chocs septiques... Tout cela pourra dépasser la seule prise en charge naturaliste de l'ostéopathe.

o Quelquefois le système ne se dérègle que légèrement. Aucun signe local n'apparait, mais de nombreux dérèglements se préparent à bas bruit. On nomme ce statut inflammation de bas grade. La biologie peut dévoiler cet état. Aucun prodrome n'alerte le patient, ni douleur, ni rougeur, aucune gêne. Cependant, au fil des années, voire des décennies, les dégâts sont notoires. L'athérosclérose s'installe sournoisement, la cachexie enfin. Ces sombres réjouissances nous rattrapent en général à l'âge où l'on commence à comptabiliser ses trimestres pour la retraite.

Pourquoi cette inflammation ne s'est elle pas résolue avant ?

Trouvez la lésion, traitez là et laissez faire.[27]

Une inflammation locale est une porte d'entrée, qui généralise une réaction à tout le corps. Passées trois semaines, cela devient long, tous les systèmes vont souffrir d'une oxydation permanente[28].

L'oxydation peut aussi avoir une origine environnementale, tabac, pollution, alimentation. Elle sera alors l'initiatrice de cette inflammation de bas grade.

Il s'installe une dégradation protéique, et un détournement du potentiel inhérent vers la défense, au détriment des autres fonctions. L'inflammation persistante recrute tous ces acteurs inutilement.

La moindre sollicitation mécanique va, du fait de cette vigilance excessive (inflammation de bas grade), générer des réactions disproportionnées. Cela peut être

---

[27] *Find it, Fix it and leave it alone.* Cette phrase de Still est une invitation pour le thérapeute à accepter le travail de la nature mais ne contredit pas les récentes découvertes du risque résiduel qui démontrent, notamment sur les pathologies cardiovasculaire et diabétique, que les causes supprimées, l'évolution de la lésion persiste.
[28] Les N.O. !

un effort sportif, un changement de poste de travail, mais aussi une séance d'ostéopathie par trop *appuyée* qui nous vaut ce coup de téléphone « gratifiant » d'un patient qui souffre beaucoup plus depuis notre intervention ! Mais que lui ai-je fais pour mériter cette ire ?

Rien certainement. Votre seul tort est de n'avoir pas évalué, repéré cette inflammation qui le ronge depuis longtemps. Il faut alors traiter le terrain plus que l'articulation ou la plainte.

L'inflammation soutiendra autant l'arthrose que les maladies coronariennes[29].

Comment aider à la résolution de cet état inflammatoire chronique, cette inflammation de bas grade, cette vigilance de fond qui passe inaperçue au praticien trop obnubilé par la plainte immédiate de son patient.

1/ Détecter le problème

o Les marqueurs biologiques dénoncent cet état, la CRP Ultra Sensible[30] monte au delà de 1mg/l, la $\beta2$ défensine pour le système digestif, la ferritine, la vitesse de sédimentation peuvent aussi signaler cette situation…

o La clinique sera souvent votre guide le plus sûr :

o Des douleurs vagabondes, mettent à mal votre raisonnement mécaniste. *J'ai eu mal au genou droit, la semaine dernière c'était les cervicales, aujourd'hui le bassin plus à gauche mais aussi à droite quand je me lève, la hanche gauche m'a gênée…* Au début vous suivez, et échafaudez une suite mécanique complexe. Puis cela devient ubuesque au fur et à mesure des consultations. Vous vous retrouvez comme un coyote dans un élevage industriel de Bip-Bip !

---

[29] L'association entre l'arthrose symptomatique et coronaropathie est statistiquement significative (HR 2,26 : IC95% 1,22 à 4,18) Hand osteoarthritis in relation to mortality and incidence of cardiovascular disease. (HAUGEN, 2013)

[30] Limited clinical utility of high-sensitivity plasma C-reactiv proteine assays. (CAMPBEL, BADRICK, FLATMAN, & KANOWSKI, 2002) (BLAKE & RIDKER, 2002)

o Les douleurs anciennes, *je suis perclus d'arthrose depuis toujours* ! L'arthrose est la dégénérescence du cartilage, soit par des conditions mécaniques défavorables, soit parce que les composants protéiques de ce tissu conjonctif sont, attaqués par des métalloprotéases. Ces métalloprotéases matricielles (MMPs)[31] sont des produits de l'inflammation. Des inhibiteurs de ces MMPs font l'objet de nombreuses études car ils portent beaucoup d'espoir dans le traitement de tumeurs, de l'arthrose et de la maladie athéromateuse.[32]

o Les signes peuvent être exacerbés par la chaleur l'été, par une alimentation pro-inflammatoire (voir la modulation membranaire) et également par toute condition défavorable pour la fonction hépatocellulaire.

2/ Corriger les facteurs aggravants

o Envisager le problème sous l'aspect de la balance oxydative est essentiel. L'inflammation peut-être le mode de réparation d'un stress oxydatif important. On se pose alors la question du comportement pro-oxydant du patient, tabac, médicaments, pollution, excès de sport, absence d'éléments antioxydants comme les fruits et légumes frais.

Ces situations doivent être corrigées comme de véritables facteurs d'entretien de l'inflammation.

o L'hypertrophie adipocytaire, l'obésité ont démontré qu'elles peuvent s'accompagner d'une inflammation de bas grade[33].

o L'amaigrissement trop rapide, qui vide ses poubelles[34] que sont les adipocytes, libère des xénobiotiques. Leur détoxication hépatique s'accompagne d'un lâcher de

---

[31] Matrix Métalloprotéinases
[32] Développement d'inhibiteur sélectif de métalloprotéases à zinc. (DIVE)
[33] Surtout quand IMC>30
[34] *Sang pour sang toxique* (NARBONNE & ROUQUETTE, 2010)

radicaux libres, pro-oxydants. Ils deviennent, eux aussi, promoteurs d'inflammation.

3/ Accompagner les acteurs résolutifs

Le patient en tant que magma cellulaire est en feu.

Débloquez-moi de ma phase d'amplification, je n'en peux plus ! : devrait-il supplier !

Sur la base des mécanismes précités, plusieurs stratégies peuvent être envisagées en fonction de la clinique et des dysfonctions mécaniques retrouvées:

o L'inflammation est d'ordre neurologique central. Il apparaît nécessaire d'évaluer l'arbre vasculaire autour du polygone de Willis, ainsi que l'équilibre des tensions membranaires, la dynamique fluidique... La loi de l'artère est reine. Chacun trouvera en fonction de sa culture, matière à équilibrer ce système nerveux central.

o L'inflammation est périphérique. Normaliser l'axe des catécholamines est de règle. Plusieurs auteurs suggèrent aujourd'hui l'hypothèse d'un défaut de couplage entre le système somato-sensoriel et autonome[35]. Ce domaine est à la portée des doigts de l'ostéopathe. Nous sortons de la bivalence ortho et para qui, il faut bien le souligner, embarrasse les thérapeutes de longue date. Faut-il inhiber, stimuler ? A.T. Still fustigeait déjà les inhibiteurs et les stimulateurs, qui se percevaient comme des marionnettistes commandant à la physiologie. Nos pratiques nous ramènent vers plus d'humilité. Elles semblent indiquer que l'intervention articulaire directe haute vélocité soit bénéfique. Cette stimulation neurovégétative périphérique, par l'information qu'elle transmet au système autonome, permet un recentrage, une forme de *reset* neuro-végétatif.

o La résolution de l'inflammation est endocrine par le cortisol, l'approche systémique doit s'attacher à une évaluation méticuleuse de la zone T8 T10[36] communiquant avec nos surrénales. Des techniques directes ou fasciales sur les zones des glandes peuvent aussi trouver une juste place dans ce protocole.

---

[35] *Pharmacologie de la douleur.* (BEAULIEU, 2005)
[36] *Système neuro-végétatif et troubles dysfonctionnels.* (CAPOROSSI, 1994)

o Le foie, par son rôle dans la résolution de l'inflammation sera palpé avec minutie. Tout parasitage mécanique, toute restriction, toute entrave à son drainage aura des conséquences sur sa capacité à produire des molécules de la résolution. L'analyse de cette glande doit considérer :

▪ La biomécanique respiratoire secondaire [37] ; ses attaches diaphragmatiques, pariétales antérieures, ses rapports avec l'estomac.

▪ La biomécanique fasciale mérite toute notre attention.

▪ Le drainage lymphatique de l'organe sera capital et vous amènera à visiter les 4 voies décrites par Franck Millard : canal lymphatique droit, canal thoracique et les deux fentes de Larrey débouchant sur les nœuds mammaires internes.

▪ N'oublions pas, bien sûr, l'aspect neurovégétatif de l'organe ainsi que ses autres rapports de continuité et de contiguïté.

D'un point de vue métabolique le foie est un organe qui peut s'épuiser par surcharge, notamment par l'excès de xénobiotiques liposolubles qu'il est contraint de détoxiquer. Il a aussi la capacité de garder le souvenir des lourdes offenses du passé, quelles soient d'ordre pathologique (hépatites, lithiases), ou thérapeutique (chimiothérapie, traitements aux dérivés de vit A, paracétamol à forte dose). On parlera alors de cicatrices métaboliques. Ces cicatrices sont autant de freins à son action résolutive.

4/ L'alimentation : ne tirons pas sur l'ambulance !

o L'épargne hépatique est de mise. Le foie dispose d'une énergie métabolique qu'il répartit en fonction de ses impératifs. La production des sucs biliaires fait partie de ses priorités. Il ne doit pas être sur-sollicité pour pouvoir effectuer sa mission résolutive inflammatoire. Épargner signifie modérer l'apport important de graisses

---

[37] *Ostéopathie viscérale ; recueil des techniques palpatoires et diagnostiques selon Frantz Glénard* (BUTTET-MIQUEL & GLENARD, 2010)

inutiles et pro inflammatoires, qui réclament une sécrétion hépatobiliaire conséquente.

o Il faut aussi protéger la fonction hépatocellulaire en diminuant les xénobiotiques. Les xéno-œstrogènes nous environnent. Certains sont évitables: contenants en plastique mou, chauffés, les eaux du robinet, les contraceptifs[38]...

o Apporter des antioxydants au quotidien est nécessaire pour compenser les radicaux libres issus de la phase 1 de détoxication. Les vitamines thermolabiles devront être apportées par la consommation au quotidien de quelques végétaux crus. Certaines vitamines seront rendues biodisponibles par des fritures courtes, ne pas exclure toutes les graisses. Les polyphénols des fruits sont de bons alliés[39].

o Chez les adolescents et les personnes âgées, la destruction protéique aura des conséquences non négligeables. Dans ce cas l'apport quotidien de protéines devra être maintenu.

o La complémentation sera nécessaire si le terrain est anciennement installé, dégradé ou si la correction de l'environnement (tabac, alimentation) n'est pas envisageable ou envisagé par le patient pour le moment.

o En cas de stress oxydatif la solution est simple, une *soupe* de vitamines antioxydantes agissant en synergie, toujours données aux Apports Quotidiens Recommandés, et sur une durée limitée.

o Une molécule, semble apporter une amélioration dans ces contextes, il s'agit d'un

---

[38] Les bisphénols, A (ou autres !) des contenants, les pesticides et les résidus contraceptifs dans les eaux du robinet.
[39] Quantity and variety in fruit and vegetable intake and risk of coronary heart disease. Une consommation plus élevée d'agrumes, de légumes verts et de fruits riches en vitamines C et Béta carotène est associé à un risque plus faible de maladie coronarienne (BHUPATHIRAJU, et al., 2013)

polyphénol, le resvératrol. En fonction des extractions et de la biodisponibilité promise par le laboratoire, la dose quotidienne est de 25 à 200mg en traitement de 4 à 6 mois.

o Une algue marine, la porphyra umbilicalis, donne depuis des années d'excellents résultats. Elle stimule la production de protéines réparatrices, les Heat Shock Proteins, qui empêchent un auto-entraînement de l'inflammation. Elle peut être proposée en traitement sur le long cours, à dose modérée une semaine par mois ou en traitement d'attaque d'une inflammation aigue.

Beaucoup de plaintes se cristallisent autour de la phase d'amplification. De nombreux paramètres mécaniques peuvent freiner sa résolution. L'ostéopathe trouvera sa place dans l'accompagnement de ces patients.

Cette première esquisse a pour objectif de souligner l'importance de comprendre la cinétique de ces mécanismes, pour une intervention juste et précise. Nous allons, dans les chapitres suivants envisager d'autres prises en charge de cette inflammation.

La carence martiale est le plus souvent une spécialité féminine.

Voilà un raccourci qui en dit long sur la relation qu'entretient le beau sexe avec le dieu de la guerre. L'homme partagerait-il le privilège de la stratégie militaire?

Que les féministes se rassoient, cette faiblesse supposée trouve sa source dans une ambiguïté de langage. Plus simplement, la planète Mars, doit à sa couleur rouge de symboliser à la fois le fer et les vertus guerrières. Du rouge sang à celui de l'oxydation ferrique, la rouille, et nous revoilà au cœur du problème.

Mesdames vous manquez de fer!

Vos cycles (lunaires?) et ce sang qui vous quitte, en seraient la principale cause, avec pour phénomène aggravant votre fréquente aversion pour la chasse et ses produits, la viande rouge du mammouth fraîchement abattu par votre mâle protecteur.

➢ Ce fer, constituant de l'hémoglobine, transporteur privilégié d'oxygène vers les tissus, va, par son absence, vous marquer d'une fatigue chronique qui alourdit tous vos gestes, vous êtes fatiguée.

Au plus profond de vos cellules, dans vos mitochondries, usines à énergie de votre corps, le fer commence à manquer. Il est le cofacteur de toutes ces réactions qui président à la production du précieux ATP. La phosphorylation et l'oxydation de l'Adénosine Di Phosphate en Adénosine Tri Phosphate vont consommer le fer et l'oxygène[40]…

➢ Vous êtes irritable, votre endormissement est long, le sommeil agité et votre humeur morose ; la dépression vous guète. Vous manquez de sérotonine. Votre cerveau manque de tryptophane pour fabriquer cette sérotonine. Ce manque peut être

---

[40] *Aide mémoire de biochimie et de biologie moléculaire* (WIDMER & BEFFA, 2000)

imputable au fer. La transformation du tryptophane en sérotonine[41] nécessite ce précieux métal. L'hydroxylation en 5-hydroxytryptophane sous l'influence de la tryptophane-hydroxylase est l'étape limitante de la synthèse. Le fonctionnement de cette enzyme nécessite la présence de tétra-hydro-bioptérine, d'oxygène, du NADPH[42]$_2$ et d'un métal, fer ou cuivre. Plus simplement, le manque de fer peut vous rendre irritable.

➢ Vous manquez de dynamisme le matin, d'enthousiasme pour démarrer vos projets, incriminez la dopamine et son précurseur la tyrosine, mais n'oubliez pas que pour passer de l'un vers l'autre, c'est le fer qui vous manquera. Le manque de fer vous rend apathique! Le manque de magnésium va aggraver tous ces signes.

➢ S'il est une hormone qui va ressentir fortement ce manque, c'est bien la Thyroïde Stimuling Hormone (TSH). Hormone de l'antéhypophyse. Sa fonction est de stimuler la production des hormones thyroïdiennes chaque fois que le besoin s'en fait sentir. Sa synthèse est fer-dépendante. Cette dys-régulation participe fréquemment à la fatigue qui accompagne les déficits martiaux.

Rassurez vous, vous ne serez pas forcément pénalisée sur tous ces axes, le fer a ses sentiers favoris. En fonction du passif émotionnel, de prédispositions génétiques, de carences connexes comme l'iode, du statut œstrogénique, un de ces signes peut apparaître plus précocement.

➢ Si vous fumez, si vous consommez des œstro-progestatifs de synthèse, des produits phytosanitaires[43], des colorants, des conservateurs, si vous respirez un air

---

[41] Neuromédiateur de la sérénité, voir dernier chapitre.
[42] Nicotinamide Adénine Dinucléotide Phosphate- H_2
[43] Phytosanitaires : drôle de nom pour des produits qui sont aussi loin de la santé !

pollué vous allez devoir détoxiquer. La plupart de ces xénobiotiques[44] sont toxiques pour les cellules. Ceux qui sont hydrosolubles, ne nous encombrent pas longtemps et les émonctoires (foie, reins, peau, respiration...) sont disposés à les évacuer simplement.

➢ Si par contre ils ont la dangereuse faculté de se dissoudre dans les graisses (liposolubles), ils vont allégrement traverser nos membranes cellulaires constituées de phospholipides et polluer!

Le foie va remédier à cette situation. Cela se nomme la détoxication des xénobiotiques. Elle réclame l'accomplissement de deux étapes. La première consiste à oxyder le polluant à l'aide d'une hémoprotéine de la famille des cytochromes P450. La deuxième étape consiste à rendre ce métabolite intermédiaire, hydrosoluble, afin de l'éliminer sans risque. La première phase va consommer beaucoup de fer. Si le sujet est contraint de pratiquer intensément ce nettoyage, c'est une véritable fuite de fer qui s'installe.

L'alimentation normale doit apporter suffisamment de fer pour répondre aux besoins et aux surconsommations transitoires. Cependant certaines associations de mauvais genre peuvent contrarier cette modulation.

Parmi les protéines contenues dans le lait il y a une famille spécialement performante dans ce méfait. Les lactoferrines sont des protéines qui ont la particularité de lier le fer et de le présenter aux récepteurs de l'intestin pour internalisation. Magnifique ! Les lactoferrines de lait de vache ont une affinité pour le fer 35 fois supérieure au lait maternel. Magnifique ! Les lactoferrines de vache n'ont pas de récepteurs dans l'intestin humain[45]. Le fer est accompagné vers la sortie, perdu pour l'absorption. Cela s'appelle de la chélation, du vol en quelque sorte ! Ces lactoferrines sont

---

[44] Substance présente dans un organisme vivant mais qui lui est étrangère.
[45] Les différents laits et leur complexité (LAFITTEDUPONT, 2011)

présentes dans les produits à base de lait intégral[46] et le petit lait. On les retrouve, dans le lait liquide, les yaourts, peu dans les fromages classiques constitués de caséines, seuls les fromages à base de lactosérum en sont richement pourvus. Le conseil sera donc d'éviter le lait liquide et les yaourts, mais de conserver les fromages classiques.

Détection

Tout d'abord il faut observer : pâleur des muqueuses, lèvres bicolores sont des signes d'appel.

On recense les signes fonctionnels convergents : diminution des performances cognitives, infections à répétition, troubles de l'humeur, prise de poids, fatigue, croissance ralentie chez les enfants, constipation…

La biologie classique vient confirmer nos doutes. Le dosage de la ferritine, l'*iron bank* pour les anglo-saxons est un élément à considérer sérieusement.

Oublions le fer sérique dont les variations ne peuvent soutenir l'hypothèse d'un déficit. Une ferritine fonctionnelle[47] se situe entre 30 et 85µg/l. Cependant, la ferritine est une protéine de l'inflammation, elle peut donc être augmentée par une réaction transitoire et masquer une carence. Un coup d'œil sur la vitesse de sédimentation, la CRP US, peut nous aider à faire la différence entre une inflammation et une fausse ferritine haute.

Le manque de fer sur le long terme va pénaliser la formation d'hémoglobine. Sur un déficit ancien, ce sont donc ces   valeurs qui vous permettront d'évaluer les

---

[46] Lait intégral : lait ayant conservé tous ses constituants protidiques, lipidiques et glucidiques. Par opposition aux fromages fermentés dont les glucides sont digérés par les ferments et les lactoglobulines largement éliminées.

[47] A ne pas confondre avec les fourchettes données par les laboratoires qui correspondent aux courbes de Gauss d'une population, pas forcément hors dysfonctions.

conséquences. Une hémoglobine qui flirte avec les 12g/dl chez la femme[48], 13g/dl chez l'homme, les hématies en valeurs basses mais normales (4,2 millions/l) sont des signes à prendre en compte.

Une patiente « sous fer », n'est pas forcément sur le chemin de la santé. Demandez lui la couleur de ses selles : si elles sont noires, ce ne sont pas forcément des melænas, mais plus probablement un complément fer non absorbé qui s'oxyde dans son intestin et fait souffrir sa muqueuse!

On pourra néanmoins rencontrer, des femmes dont les maris ne chassent pas le mammouth, qui aiment la guerre mais pas le boudin, ne sont ni déprimées ni fatiguées, ont des enfants chez la nounou, pratique du sport, mangent dans des fast foods *pour le goût* et qui ont une ferritine à 50µg/l !
S'agit-il d'une injustice flagrante ou d'un phénotype favorable ? Les deux certainement, car elles ne le savent pas mais tout s'est déterminé alors qu'elles jouaient dans la cour de récréation. On sait que l'alimentation durant l'enfance conditionne un phénotype de carence en fer qui poursuivra la femme à l'âge adulte[49]. À l'inverse un bon statut alimentaire en fer, une absorption correcte ou une supplémentation adéquate en fer, améliorent les résultats scolaires des jeunes filles, principalement en mathématiques[50].

Comment l'ostéopathe peut-il influer sur ces mécanismes ?
L'intestin est peut-être la clé : avec son tapis cellulaire à renouvellement rapide (+/-7 jours). L'entérocyte analyse les besoins en fer de l'organisme dès sa naissance au

---

[48] Anémie chez la femme ≤12g/dl, homme ≤13g/dl
[49] La découverte de l'hepcidine, hormone de régulation du fer, a bouleversé la prise en charge des hypoferritinémies.
[50] *Le fer et les mathématiques* (JILL, 1997)

fond de la crypte et programme, pour sa courte vie, ses capacités d'absorption afin de pallier aux excès ou aux manques. Trouvez les zones de restrictions qui offrent un médiocre rendement à ce système si bien pensé et vous améliorerez cette régulation.

➢ Le foie sera le carrefour du fer, de la redistribution métabolique, du stockage, quelquefois excessif du métal. L'ostéopathe sera attentif à la densité hépatique qui peut signer une dysfonction hépatocellulaire impliquant le métabolisme martial.

Un excès de fer est néfaste. Il augmente le risque d'oxydation, de pathologies lourdes. Cliniquement, il présente le même signe que la carence, c'est à dire la fatigue[51]. On rencontre cette situation plus fréquemment chez les hommes d'âge mur. Le risque oxydatif en cas d'excès de fer étant important, il justifie de toujours s'adjoindre la biologie pour parler de déficit. On peut rencontrer des hyperferritinémies chez certaines femmes ménopausées.

Le conseil alimentaire aura de grands effets, durables. Il faut un peu de temps et de suivi pour observer l'amélioration.

o Les sources de fer végétales, non héminiques, sont réputées pour être de piètres apports. La quantité disponible dans les végétaux est faible, de 0,5 à 3 mg pour 100g en moyenne, son absorption est faible.
De plus, un ennemi du fer accompagne souvent ces apports : l'acide phytique. Présent dans certaines graines, il se combine au fer en formant des phytates. Cette combinaison empêche l'assimilation du métal. On peut éviter cette chélation en dégradant l'acide phytique par quelques précautions simples :

---

[51] Toutes les hyperferritinémies ne sont pas des hémochromatoses, l'hémosidérose est une dérégulation hépatique par syndrome métabolique.

o pour le pain, la fermentation au levain, plus lente, permet aux phytases d'éliminer l'acide phytique et le transforme en vitamine B7 (inositol) et en phosphore. L'inositol favorisera la diminution du cholestérol. Le bénéfice est certain.

o faire tremper dans l'eau les légumineuses diminue aussi l'acide phytique.

o démarrer la cuisson à l'eau froide pour ne pas détruire les phytases naturellement présentes.

o faire germer les graines.

Pour terminer ce tableau à charge, notons que l'acide phytique inhibe l'absorption d'autres cations, le zinc, le cuivre, le cobalt, le manganèse, le calcium. Tout doit être mis en œuvre pour limiter sa présence.

o Le fer héminique, d'origine animale, bénéficie d'une meilleure disponibilité et de quantités légèrement supérieures aux végétaux, de 1 à 4mg/100g. Une présence importante est retrouvée dans les abats, de 20 à 30mg/100g et les fruits de mer 5 à 6 mg/100g.

Il semble difficile de se priver de cet apport animal. Cependant certains végétariens parviennent à maintenir des niveaux de fer parfaitement honorables. La consommation d'aliments complets et leur traitement d'épargne des phytases est une des clés de cette préservation.

Le tableau suivant nous montre la teneur en fer de différents aliments. Contrairement à une idée reçue, si l'on excepte les abats, le différentiel produits animaux, produits végétaux, n'est pas aussi important que l'on pourrait le penser. La clé résidera souvent dans l'absorption.

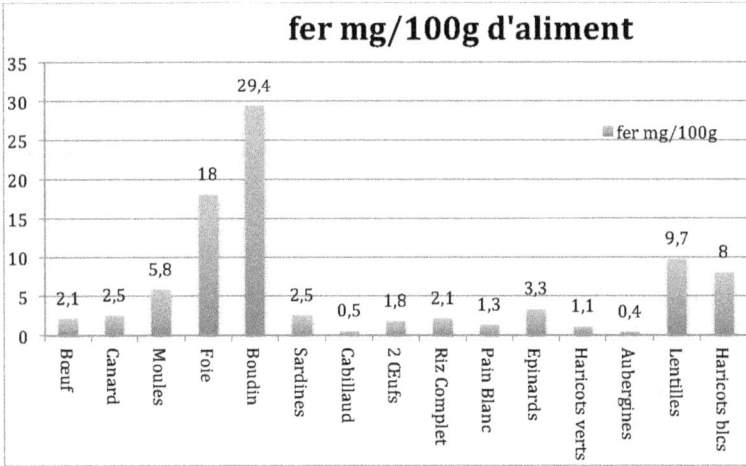

fer mg/100g d'aliment

Chart showing fer mg/100g values:
Bœuf 2,1; Canard 2,5; Moules 5,8; Foie 18; Boudin 29,4; Sardines 2,5; Cabillaud 0,5; 2 Œufs 1,8; Riz Complet 2,1; Pain Blanc 1,3; Epinards 3,3; Haricots verts 1,1; Aubergines 0,4; Lentilles 9,7; Haricots blcs 8

Tableau de composition[52]

<u>Supplémentation.</u>

Pas de fer sans avoir dosé la ferritine. On ne supplémente pas sans avoir la certitude du manque. Cette supplémentation, pour être efficace et non agressive, devra *tromper* les systèmes physiologiques d'absorption. Il existe aujourd'hui des compléments alimentaires qui contiennent du fer, lié à un peptide ou à une base purique et dont l'absorption est quasi totale. On parle de fer complexé ou avec transporteur. Cela permet de rehausser efficacement une ferritine, sans abîmer la muqueuse digestive. Les fers complexés, sont une réponse cohérente mais qui doit rester transitoire. Elle fera l'objet d'un contrôle de la ferritinémie en fin de traitement. Les doses de complémentation souhaitables restent proches des AJR, 14mg/J.

---

[52] Sources : Iron medline ; Lausanne Lucerne Société Suisse de Nutrition (WULLEMIN , SURBECK, & FAVRAT, 2004)

Conclusion

- Y a t-il des femmes qui viennent de Vénus et d'autres de Mars, peut-être. La plupart des femmes viennent de leur mère et leur statut en fer a largement été influencé par l'alimentation des premières années de vie, l'allaitement maternel apportant un fer bien absorbable (si la mère elle-même n'en manquait pas!).

L'adolescence sera un cap important avec l'hémodilution due à la croissance, une alimentation *pizza pâtes* [53] et le début des menstrues.

Les femmes ayant vécu plusieurs grossesses, sans contrôle de la ferritinémie, sans supplémentation auront dilué leur fer et pour peu que le système digestif soit perturbé par une lenteur de transit dû à une dysthyroïdie, le déficit sera probable.

Voilà quelques informations qui devraient améliorer le statut en fer, l'humeur, la résistance au sport, aux enfants et au mari des femmes dans trente ans.

Ce chapitre ne parle pas des hémosidéroses, des hémochromatoses (souvent confondues), des hémorragies qui peuvent faire chuter brutalement la ferritine, des compléments alimentaires sous dosés, quand le fer n'est qu'un alibi compositionnel, de l'absorption favorisée par la vit C, des femmes plus déprimées par leur travail ou leur conjoint que par le manque de fer ou de tryptophane…

Pensez à surveiller ce métal qui est aussi pathogénique dans le manque que dans l'excès.

À vos ferritinémies !

---

[53] Caricature ! Certains adolescents sont de véritables carnassiers. Ne vous fiez pas à la couleur rouge du ketchup, ce n'est pas une source certaine de fer !

Épigénétique, aux commandes de notre destin ![54]

Allez vous développer un infarctus, un cancer du sein, une maladie auto-immune ?

Votre grand-mère vous a t-elle léguée son diabète avec ce magnifique collier d'améthyste ?

Il vous en coûtera quelques dollars pour obtenir de votre ADN, la réponse à ces questions angoissantes ?

Voilà l'*effet Mendel*, notre vie sous le joug d'un déterminisme poussé... ou poussif ?

Tout commence en février 1865, un moine botaniste autrichien, Grégor Mendel, joue avec des petits pois, et pose ses lois de la génétique. Il est aujourd'hui largement admis que pour soutenir ces lois, le père Mendel a arrangé ses résultats !

Peu importe. De cette fraude naîtra la génétique, avec ses vérités, ses imperfections et ses dérives.

L'aventure scientifique de la génétique prendra fin cent quarante ans plus tard après que de grands noms, Friedisch Miescher[55], Albrecht Kossel[56] , Oswald Avery [57] et enfin James Watson et Francis Crick [58] aient construit pierre à pierre un édifice qui se concrétise en 2001 par la publication du génome humain.

Surprenant ce génome, seulement 30.000 gènes, moins que le riz et à peine deux fois plus que la mouche !

Le génome du chimpanzé et le génome humain sont proches à 99,4% ![59]

---

[54] Ce chapitre est le développement d'une conférence de l'auteur : « l'ostéopathie, une science de l'environnement, application par l'épigénétique ». Donnée le 11 mai 2012 à Paris pour le compte de l'Union Fédérale des Ostéopathes de France.

[55] Isole la nucléine

[56] Découvre l'acide nucléique

[57] Découvre l'Acide DésoxyriboNucléique

[58] Découvrent la double hélice

[59] L'université d'état de Wayne, à Détroit (États-Unis)

À l'heure de cette découverte, son importance est déjà bien entamée par une autre avancée, l'épigénétique, qui commence à germer. L'épigénétique n'est pas une contradiction de la génétique mais une modulation au déterminisme mendélien qu'on lui attache.

L'épigénétique[60] est née, dès 1942, elle permettra d'expliquer toutes les incohérences de la génétique.

Denise Barlow « L'épigénétique a toujours été l'ensemble de ces choses bizarres et merveilleuses que la génétique ne sait pas expliquer.[61] »

La génétique n'est qu'une encyclopédie, une immense bande magnétique, dont certains passages seront lus, ou pas !

Nous voilà possiblement sauvés d'un destin néfaste, échappant à l'injuste fardeau de nos ascendants, mais responsables de nos vies et de celles de nos descendants.

Épi génétique, au dessus de la génétique, ou comment moduler par la non expression d'un gène, un mauvais héritage, une façon de s'adapter à notre environnement changeant et dysfonctionnel.

Ouf ! On peut être sauvé ! Mais attention, cela remet l'homme aux commandes de sa propre évolution. Mendel se serait il trompé ?

Avant tout, il faut convaincre, les mécanismes sont beaux, mais quelle est leur réelle portance ?

L'expérience[62] de ces pauvres souris *Agouti* va nous éclairer. Ces créatures sont porteuses d'un gène dit Agouti Viable Yellow (A.V.Y.) qui fait d'elles de grosses souris au pelage jaune, obèses et grandement susceptibles aux cancers et au diabète.

---

[60] Conrad Waddington (1905-1975)
[61] Centre de recherche en biologie moléculaire Vienne Autriche
[62] Transposables elements targets for early nutritional effects on epigenetic gen regulation Moll Cell BIO (WATERLAND & JIRTLE, 2003)

Prenons quelques souris A.V.Y. monozygotiques (génétiquement identiques). Donnons leur durant et avant leur gestation une alimentation qualitativement différente et le résultat de la descendance sera un dégradé de coloris du brun au blond avec les risques pathogènes qui s'y rattachent. La même expérience peut être faite au sein d'une portée en intervenant artificiellement sur la nutrition du fœtus.

Un gène défavorable peut donc être muselé par l'environnement.

L'épidémiologie donne aussi crédit à cette observation de laboratoire.

L'équipe de Lars Olov Bygren, de l'université d'Umea en Suède, publiait dans l'European Journal of Human Genetics en novembre 2002, les résultats d'une étude épidémiologique portant sur 320 individus d'une petite commune suédoise et s'étalant sur plusieurs générations.

L'abondance de nourriture avant la puberté du grand-père prédit pour ses petits-fils le développement de maladies cardiovasculaires ou d'un diabète de type II.

La mortalité par diabète est alors quatre fois plus élevée que la moyenne. À l'inverse, une alimentation pauvre semblait protéger les descendants directs des maladies cardiovasculaires et du diabète.

L'épigénétique est donc un mécanisme trans-générationnel. Nous assistons en France à une augmentation du diabète et des maladies cardio-vasculaires. Qu'en sera t-il pour les générations suivantes ? Notre génération a t-elle été protégée par les restrictions alimentaires imposées par la seconde guerre mondiale à nos grands parents ?

Andràs Pàldi[63] parle d'un code histone. De quoi s'agit il ?

Simplifions aux frontières de l'exactitude pour mieux comprendre :

Un des mécanismes de cette épigénétique, est celui de l'action des méthylations[64] sur l'ADN.

---

[63] *L'hérédité sans gênes* (PALDI, 2009)
[64] Apport de groupements CH3 ➜ il faut des donneurs de méthyl et des activateurs de ces réactions= vit B6 B9 B12

Les gènes sont compactés dans une structure nommée Chromatine.

Pour être lue, la chromatine doit être déroulée. Elle se présente sous forme de perles, les nucléosomes. Ces perles d'ADN sont contenues par une organisation de protéines, les histones, qui peuvent présenter le gène à la transcription ou, au contraire, le protéger de toute expression. Évidemment rien n'est blanc ou noir et dans la multitude de nos cellules, certains gènes sont ouverts, d'autres fermés. C'est un véritable code histone qui se superpose au code génétique et le module.

La compréhension de ces mécanismes n'en est qu'à ses balbutiements. On a observé que la méthylation, à certaines périodes clés du développement permet de fermer un gène, de le réprimer. Cette action est transmissible aux générations suivantes. À chaque période clé de la reproduction, il y a pour la lignée, possibilité de moduler ce capital hérité.

L'Acétylation permettra au contraire à un gène d'être exprimé.

Ces réactions sont le produit d'une action enzymatique, dépendante de la richesse de l'environnement en CH_3 [65] par exemple. Elles sont covalentes, réversibles et modulées. On comprend donc la nécessité pour une lignée, de restreindre l'expression de gènes défavorables.

Dés lors, d'un point de vue thérapeutique, on ne doit plus considérer l'individu-patient comme étant la structure sur laquelle nous exerçons notre art, mais comprendre que nous agissons sur une lignée.

Tout aussi vertigineuse que soit cette perspective, la question reste : comment bénéficier de la bienveillance de ces méthyles ?

L'environnement, donc l'alimentation, va nous apporter des donneurs de méthyles, des groupements CH3, qui proviennent pour l'essentiel d'une vitamine, la vitamine

---

[65] Groupement méthyle

B9[66].

Toute seule son action sera inadaptée. Elle sera véritablement fonctionnelle en trouvant une synergie avec deux autres vitamines, la B6 et la B12. Tel un ballon de rugby, le groupement méthyle passe de l'une à l'autre, pour finalement, enclencher l'homocystéine sous la forme du SAM[67] qui sera l'ultime délivreur de CH3. Son action accomplie elle retourne à l'état d'homocystéine.

L'accumulation d'homocystéine signera une difficulté à la méthylation. Cela montre son incapacité à se transformer en SAM, sous l'effet conjugué des vitamines B9 et B12.

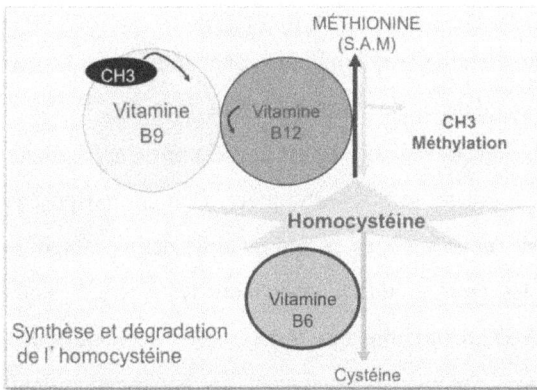

La disponibilité des acteurs donneurs de méthyles, venus de notre environnement, est donc essentielle.

Adoptons une *fourchette épigénétique* pour garantir une méthylation correcte:

➢ Vitamine B9 : famille nommée *folates* (pour *folia)*, feuilles:

o Salades, choux, légumes verts foncés

o Légumes secs, petits pois…

o Foie gras[68]

o Germe de blé

➢ Vitamine B6 :

---

[66] Acide folique
[67] S-Adénosyl Méthionine
[68] En fonction de l'alimentation de son propriétaire originel…

o avocat, levure de bière, soja

➤ Vitamine B12:

o rognons, harengs, maquereaux, foie.

Nous voilà parvenus au bord de l'environnement.

Le maillon faible de cette équipe sera la vitamine B9, du fait de sa raréfaction dans notre assiette et de son extrême fragilité.

Ces folates sont contenus dans les feuilles, mais, entre la casserole, l'assiette, le bol alimentaire et la cellule, il y a beaucoup de barrières! Les barrières sont affaire d'ostéopathes.

On va éviter de laisser vieillir nos feuilles trop longtemps dans le frigo, le folate est fragile, puis par ne pas trop le diluer dans une eau que nous jetterions dans l'évier.

Enfin, le folate est en bouche ! L'objectif maintenant est le grêle proximal[69], où notre folate, sous sa forme Tétra Hydro Folate, sera absorbé grâce à un co-transport avec des ions H^+. Vous l'avez compris, nous sommes en présence de deux protagonistes que nous connaissons bien pour les avoir quotidiennement sous les doigts, l'estomac, qui dans une fonction optimale saura produire ces ions H^+ et l'iléon qui par ses bonnes relations mécaniques saura renouveler idéalement ses entérocytes, dont la durée de vie est de 7 jours au maximum.

Soulignons l'importance de ce point en observant que la maladie cœliaque[70] entraîne plus rapidement un déficit qu'une simple carence d'apport ne saurait le faire.

Posons maintenant un petit problème mathématico-physiologique : nos besoins sont de 200 µg par jour, jusqu'à 400 µg en période sensible[71]. Certains auteurs dont B. Jacotot et B Campillo[72], estiment que 1µg par jour et par kilo suffit.

---

[69] Folates, – Hématologie, Faculté de Médecine de Tours Christian Binet Janvier 2010
[70] Vrai maladie cœliaque et non intolérance au gluten
[71] Grossesses
[72] *Nutrition humaine* (JACOTOT & CAMPILLO, 2003)

Épaississons le mystère…

Si nous consommons idéalement 50µg par jour de vitamine B9, nous en absorberons 150 µg. Comment est ce possible ?

Voilà une des nombreuses illustrations de la magie du cycle entéro-hépatique[73].

Le passage iléal proximal le rend disponible pour entrer dans la synthèse de la bile. Absorbé puis relâché en partie par les voies biliaires, réabsorbé ensuite, ce turn-over assure ainsi une présence de vitamine B9 de tous les instants auprès de nos cellules en

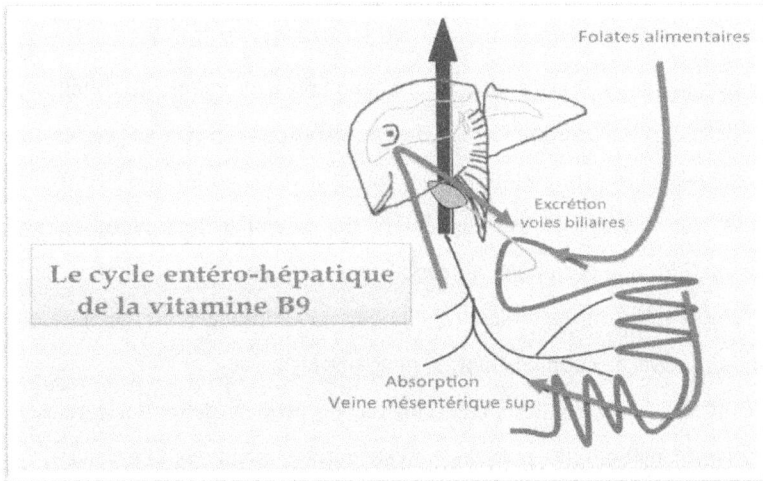

Folates alimentaires

Excrétion voies biliaires

Le cycle entéro-hépatique de la vitamine B9

Absorption
Veine mésentérique sup

perpétuelles expressions d'ADN, en perpétuelles reproductions.

L'ostéopathe vient de trouver ici une motivation à la surveillance et à la normalisation de toutes dysfonctions hépatobiliaires.

La méthylation sera sous la dépendance de la fonctionnalité hépatique exocrine.

Vous ne toucherez plus le carrefour de Chauffard avec les mêmes doigts !

Cette balade nous a conduit à envisager le sphincter d'Oddi comme une porte vers

---

[73] Métabolisme des folates : apports, absorption, transport, réserves : méthodes d'exploration
Document revu par Christian Binet, janvier 2010

notre destinée, et celle de notre descendance.

Nous avons souligné la labilité de cette vitamine B9, sa dépendance synergique, sa difficulté d'absorption et son utilisation plus importante à des périodes clés comme la péri conception, l'enfance[74].

Comment savoir si il y a un manque, qui serait le résultat d'un ou plusieurs éléments précités ?

Il existe un marqueur fiable de la fonctionnalité de ces donneurs de méthyles. Ce marqueur est le reflet de la synergie totale qui traduit la disponibilité des groupements CH_3.

L'homocystéine se dose dans le sang et quand son taux augmente, il témoigne d'un manque de méthyles disponibles. Ce dosage n'est pas remboursé par les caisses de sécurité sociale. Son prix, de 40€ à 60€, est un investissement qui permet au patient de valider son besoin, et éventuellement de surveiller l'amélioration après une supplémentation, une correction alimentaire, un traitement ostéopathique ou bien les trois. L'amélioration d'un déficit en vitamine B9, dosage érythrocytaire à l'appui, réclame 4 à 8 mois de supplémentation pour être efficace.

Vous redire qu'il y a des moments clés où, de cette présence ou carence, dépend l'apparition de pathologies pour la vie est inutile, imaginons simplement que nous avons déjà aidé beaucoup de patients… sans le savoir.

Moralité :

Nous sommes autant les fils de nos parents que les enfants de notre terre.

---

[74] Effectivement nous n'avions pas précisé ces périodes.

4.   Le pancréas

Ego nolo noc profere, tangatis nos upsis nestris manibus, et his credite.
Voilà comment nous devrions traiter cet organe…
Cette phrase du grand Vésale est une réponse du maître à la question qui agite le XVIème siècle médical : la circulation sanguine est elle une illusion ou une réalité ? Ce siècle n'ayant pas encore vu naître William Harvey, Vésale prudent, répond : *palpez de vos propres mains et ce sont elles qu'il faut croire!*

Le pancréas, réputé impalpable, ne figure pas dans tous les manuels d'ostéopathie viscérale.
Chers confrères, ego nolo…
Il faut le chercher pour le trouver, profondément plaqué contre le corps vertébral de L2, il se fait discret. Au travers d'un ventre sans embonpoint, au moment de sa pleine activité, quand il se densifie légèrement, 2 à 4 heures après le repas, il s'offrira à votre perception.
Posez une main douce mais déterminée à la jonction des grands droits, au dessus de l'ombilic à hauteur de L2, traversez l'épaisseur viscérale sous les battements de l'aorte abdominale. Comprimez l'estomac, traversez l'arrière cavité des épiploons, laissez votre patient respirer, profitez de ses expirations pour gagner, centimètre par centimètre, les profondeurs de l'abdomen[75]. Le chahut artériel augmente au fur et à mesure de la descente puis, soudain, s'atténue légèrement. À cet instant précis, vous vous trouvez à la juste profondeur pour le percevoir lors d'un glissé doux vers le haut ou le bas. Vos doigts passent sur l'isthme du pancréas, plaqué contre le corps vertébral.

---

[75] *Précis d'anatomie et de dissection* tome 2 (ROUVIERE, 1920)

Cette belle aventure renouvelée régulièrement vous permettra avec un peu d'expérience, d'évaluer sa mobilité, sa densité.

Les présentations étant faites, partons pour une visite guidée de la surface de nos membranes, antichambre de syndromes métaboliques.

Quelle différence y a t il entre un pigeon ?

Ou la dysfonction endocrine et la forme.

Quelle différence y a t-il entre un pigeon ?

Quelle différence y a t-il entre Mr Pickwick ?

L'humour de Coluche[76], l'absurdité apparente de ces questions, nous rappellent que la consultation ostéopathique commence souvent par une succession d'interrogations, écheveau complexe de propositions hétéroclites que l'observation, la palpation et une pincée d'expérience démêlent plus ou moins bien.

La forme, l'aspect du patient, reste notre première impression, au sens grec du terme, notre premier *pathein*[77], qui signifie souffrir ou recevoir une impression. Ce *pathein* imprime en nous, avant toute anamnèse, avant le premier toucher, un préjugé concernant la fonction de notre patient.

La fable qui suit se veut une illustration de la complexité de cette première information.

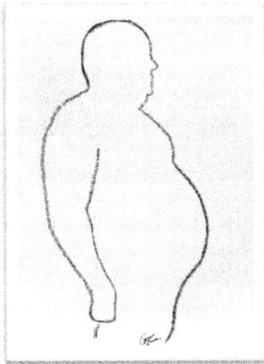

Monsieur Picwick, tête ronde et rougeaude, torse bombé, embonpoint sévère, frêlement supporté par deux pattes fines, a mal au pied droit.

Il décide dès lundi de consulter un ostéopathe non loin de son Pickwick Club où il se rend chaque matin.

Celui ci le reçoit rapidement et annonce à Monsieur Pickwick qu'il tricote un mauvais pull (adaptation anglo-saxonne de l'expression filer un mauvais coton).

Le stress, occasionné par une activité intellectuelle trop

---

[76] *Qui perd perd !* 1978 sketch de Coluche qui pose l'absurde comme étincelle de l'humour.

[77] En grec signifie « impression entrante ». Par association d'idée a donné la maladie, qui vient de l'extérieur. S'oppose à Ethos, impression sortante de l'individu: Éthique, éthologie…

intense, a déréglé ses surrénales et occasionné un excès de cortisol dans le sang[78]. Ce cortisol va, selon le thérapeute, pousser la glycémie vers de dangereux sommets. Il est donc nécessaire de poursuivre le traitement ostéopathique afin de régler ce problème. Monsieur Pickwick, quelque peu impressionné par cette sentence, est d'accord pour suivre le traitement. Rendez vous est pris à un mois d'intervalle.

La semaine suivante, Samuel Pickwick sur le chemin de son Club, à pied comme chaque lundi, (cela constitue son sport hebdomadaire) observe que son pied droit le fait toujours souffrir. Il décide de recontacter son ostéopathe. Celui-ci est en congé, mais son remplaçant accepte de le recevoir. La consultation se déroule bien et Monsieur Pickwick apprend qu'il distille de mauvaises graines (expression signifiant que *si ça continue cela ne va pas durer longtemps*, le remplaçant est écossais !). Sa thyroïde est si malmenée par ses cervicales que, bientôt, elle va lâcher définitivement et le contraindre à un traitement de substitution pour le restant de ses jours. Cependant, un traitement ostéopathique adéquat, pourrait le sortir de ce mauvais alambic ! Monsieur Pickwick comprend l'importance de cette prise en charge. Rendez-vous est pris pour le mois suivant.

Le lundi suivant, au cours de son *walking* (jogging mais en moins enthousiaste) hebdomadaire, Samuel souffre toujours de son pied. Cultivant par nature une confiance joviale dans la vie, il se résout à rappeler son ostéopathe. Trop surchargé de travail pour le recevoir, un rendez vous lui est proposé avec son assistant. La consultation est rondement menée par le jeune professionnel. Le cuboïde droit de Samuel reprend enfin sa mobilité sous les pouces agiles de l'assistant. Celui ci annonce à son patient, qu'il mange trop de sucre (ce n'est pas une expression, mais

---

[78] La phase d'adaptation au stress active l'axe Hypothalamo-Hypophyso-Surrénalien par la libération de Cortico-Releasing Hormone, entrainant la libération hypophysaire d'ACTH puis de glucocorticoïdes par les surrénales. Psychological stress increases hippocampal mineralocorticoid recotor levels : involvement CRH. (GESING , BILANG BLEUEL, DROSTE, LINTHORSTE, HOLSBOER, & REUL, 2001)

une réalité) et que dès lors, son pancréas endocrine va s'effondrer. Quelques corrections alimentaires et un suivi ostéopathique restaurant la fonctionnalité de l'organe devraient le tirer de ce mauvais pas (là, oui c'est bien une expression !)

Le lundi suivant, en plein effort, Samuel Pickwick s'aperçoit qu'il n'a plus mal au pied. C'est d'un pas alerte et guilleret qu'il traverse *Baker street* et se fait renverser par un de ces jolis bus rouges.

Si ce funeste véhicule n'avait pas tiré un trait, rouge, sur le riant avenir de Samuel, quel aurait été son adaptation aux différents soins projetés ?

Quel aurait été son destin métabolique ?

Le dernier thérapeute a t-il eu raison sur toute la ligne ou simplement est-il le seul à avoir répondu au motif de consultation ?

Le résultat immédiat doit il être toujours une finalité ?

Bien d'autres questions sont soulevées par cette horrible fable.

La forme a influencé les trois praticiens.

Mais quelle différence y a t-il entre Monsieur Pickwick surrénalien, monsieur Pickwick thyroïdien et monsieur Pickwick poly métabolique ?

On peut affirmer concernant les trois opérateurs que deux appartiennent à la catégorie que Still dénommait les « Engine Wiper[79] ». Lequel a, vraiment, commencé la restauration du moteur ?

Examinons les trois hypothèses :

➢ Monsieur Pickwick surrénalien : l'excès de cortisol va conduire à un syndrome cushingoïde, dénoncé par la forme *Pickwick* caractéristique. Comme prédit, sa

---

[79] Essuyeur de moteur : selon A.T. STill, accomplir une action qui se voit mais n'autorise pas la restauration de la fonction.

glycémie va frôler, puis bientôt dépasser les 1g/l. Cet environnement *cortisolé* aura un effet immunosuppresseur.

L'itération du stress provoquant une libération des catécholamines[80], il faut s'attendre à un double impact[81] :

o la vasoconstriction rénale produira un déréglement du Système Rénine Angiotensine qui conduira Samuel vers la rétention d'eau et de sel dans ses vaisseaux. Prise de poids et augmentation de tension artérielle ne tarderont pas, dès lors, à devenir ses compagnons de route.

o la surconsommation du précurseur des catécholamines, la tyrosine. Ce déficit par déviation, sera délétère pour l'autre consommateur de tyrosine, la thyroxine, conduisant lentement à l'épuisement de la thyroïde.

Au final le tableau clinique sera dominé par une susceptibilité aux infections, une Hyper Tension Artérielle, une légère hypothyroïdie, une prise de poids par rétention hydrique.

Monsieur Pickwick surrénalien sera donc enrhumé, hypertendu, ses téguments infiltrés. Il est probable qu'il ronfle et que la fragilité de sa peau soit dénoncée par des vergetures rouges et bifides.

Son ostéopathe devra donc s'intéresser de près à sa charnière dorsolombaire, à la loge rénale et aux surrénales. Il ne manquera pas de le mettre en garde contre une alimentation trop salée.

➢ Monsieur Pickwick dysthyroïdien : d'origine vasculaire et neurovégétative cervicale[82], la dysfonction de la thyroïde, va favoriser le stockage des graisses, consacrant l'inéluctable prise de poids.

---

[80] Hormones ou neurotransmetteurs à base de Tyrosine : dopamine – noradrénaline - adrénaline
[81] *Physiologie humaine* (SHERWOOD, 2006); P 560
[82] Louis Burn met en relation les dysfonctions de la thyroïde et les lésions ostéopathiques de C3, D1 et D2

Fatigué, le pas lourd, monsieur Pickwick va limiter ses déplacements; plutôt bradycarde il aura de plus en plus de difficultés dans son *walking* hebdomadaire. Son visage va s'arrondir (si, si, c'est encore possible !) son cou s'épaissir. Ses selles se feront rares et denses, l'inconfort digestif ira jusqu'à gêner la course de son diaphragme et cette pression anormale mettra en péril son sphincter cardio-tubérositaire. Le Reflux Gastro-Oesophagien qui s'en suivra, produira de volatiles vapeurs d'acide chlorhydrique, qui vont quotidiennement agresser les bronches de Samuel. Il ne pourra désormais plus éviter de ponctuer ses précieuses paroles d'un toussotement caractéristique.

L'Exploration des Anomalies Lipidiques (EAL) que son médecin lui impose tous les ans va (enfin !) virer au rouge. Elle pourra révéler une hypercholestérolémie et peut être une hyperglycémie qui vont l'amener doucement, mais surement, sur le chemin de l'athérothrombose et du diabète de type II.

Son ostéopathe saura contrôler son statut en iode, fer et sélénium, corriger son alimentation pour que ses apports en tyrosine soient suffisants et non déviés ; il considèrera l'orifice supérieur du thorax et la région du cou, aponévrotique et vertébrale, traitera avec bonheur la mobilité de l'estomac, si la tension abdominale autorise ce crédit.

Ces investigations conduiront le thérapeute vers le crâne, la région du péricarde, le diaphragme et les équilibres abdominal et postural qui ont vécu de trop grandes adaptations.

➢ Monsieur Pickwick poly-métabolique est lui aussi tout en ventre et donne son nom à un syndrome spécifique[83].

Cette fois l'organe incriminé se cache dans les profondeurs abdominales de Samuel. Ce pauvre pancréas, sollicité depuis des années par des kilos de *lemon curd*[84], des

---

[83] Nommé en 1956 par C.S. Burwell et coll, le syndrome Pickwick associe obésité et hypoventilation

litres de mélasse noire, de marmelade, augmentera au delà du raisonnable sa sécrétion d'insuline. Les cellules cibles ne répondent plus aussi fidèlement à la translocation des *Glucose Transporter,* les fameux GluT 4. Cette translocation du cytoplasme vers la membrane permet au glucose d'être absorbé par la cellule insulino-sensible. Ce mécanisme s'épuise et répond moins à l'insuline.

Une hyper-insulinémie s'installe avec une élévation subtile de la glycémie. Le foie stocke, transforme, s'épuise. Les surrénales sont freinées par ce terrain sucré. La tyrosine est entrainée dans les cellules avec le sucre. Certains organes vont souffrir de cette déviation, dont la thyroïde et les fabricants de catécholamines.

Ces à-coups glycémiques vont générer d'impérieux besoins en sucre qui vont pérenniser cette lente dégradation.

Samuel part tranquillement sur le chemin du diabète et des maladies cardio-vasculaires. Son ventre grossit, il ne voit plus ses pieds, respire mal, manque d'allant. La carence en dopamine va perturber son psychisme.[85]

Cette perturbation qui arrondit la bedaine de Mr Picwick rentre probablement dans ce syndrome qui, depuis 20 ans, change de nom : syndrome X puis syndrome de la bedaine, Syndrome Poly Métabolique (SPM). On parle aujourd'hui de Syndrome Métabolique[86] (SM).

D'un point de vu physiologique les dégâts vasculaires commencent tôt ; à partir de 5 ans pour les coronaires, de 18 ans pour l'aorte[87]. De l'adolescence à la quarantaine, il est important de détecter et d'informer le plus tôt possible.

Le S.M. est un outil qui, à partir de valeurs biologiques et de données cliniques, permet une prédiction sur :

---

[84] Confiture de citron
[85] Voir balade N°9
[86] Harmonizing the métabolic syndrome (ALBERTI, et al., 2009)
[87] Pathologic assessment of the vulnerable human coronary plaque (VIRMANI, et al., 2004)

o le développement de maladies cardio-vasculaires ; augmentation du risque facteur 5.

o le diabète de type 2 ; avec un risque multiplié par 10.

Il est facilement détectable avec une Exploration des Anomalies Lipidiques (EAL), une prise de tension artérielle et un mètre ruban.

Les derniers critères du SM[88] :

o Glycémie > 1,00g/l ou sujet sous traitement.

o Triglycérides >1,5g/l ou sujet sous traitement

o Cholestérol : HDL[89]< 0,4g/l chez homme ; HDL <0,5g/l femme

o PAS[90] >130 mn de mercure ou PAD[91] >85 mn de mercure ou sujet sous traitement.

o Tour de Taille >94cm chez l'homme et >80cm chez la femme (IDF 2005)[92]. Des valeurs différentes ont été définies pour les populations asiatiques, africaines ou d'Amérique du sud[93].

Posséder 3 de ces 5 critères positifs, vous fait statistiquement rentrer dans la population à risque. Cette approche épidémiologique est intéressante mais va manquer de précision et d'anticipation dans la pratique en cabinet. De plus, la nécessité de l'EAL restreint l'usage de cet outil.

Des signes cliniques peuvent nous orienter vers un dérèglement de la sécrétion d'insuline :

Chez l'enfant et l'adolescent la modification du rapport tour de taille/tour de hanche[94] est un marqueur fidèle de la surconsommation en sucre. Il ne signe pas à lui seul un

---

[88] 2009 dernières valeurs de L'International Diabetes Federation associé à l'Américan Heart Association
[89] High Density Lipoprotein surnommé le bon cholestérol
[90] Pression Artérielle Systolique
[91] Pression Artérielle Diastolique
[92] Anciennes valeurs OMS 1999 : >102cm pour les hommes ou > 88cm pour les femmes
[93] Harmonizing the métabolic syndrome (ALBERTI, et al., 2009)

SM, mais permet de suivre fidèlement une correction alimentaire. À partir de 0,90 (rapport TT/TH), on le considère comme suspect, chez l'enfant préadolescent.

Chez le quarantenaire, l'installation d'un diabète de type II, montre une séquence physiopathologique type, qui précède la maladie, de nombreuses années avant sa révélation biologique classique (glycémie>1,27g/l). Le parcours vers la maladie se divise en trois étapes successives.

1. Étape de la résistance à l'insuline : l'insuline sur-stimulée par des pics de glycémie itératifs, finit par « lasser » les récepteurs.

Les cellules insulino-sensibles diminuent l'expression de leurs récepteurs face à l'abondance de l'hormone. C'est un mécanisme bien connu qui touche tous les systèmes en *surchauffe*, des neuromédiateurs aux glandes endocrines.

L'insuline devient moins efficace, la glycémie baisse moins, le taux sécrétoire reste haut. Cette situation précipite la survenue du diabète par épuisement. Ce stade est réversible.

2. Étape du diabète silencieux[95] : le pancréas diminue sa production, le diabète de type 2 est déclenché. La glycémie résiste quelque temps avant de franchir le cap des 1,27g/l, elle évolue lentement de 0,95 à 1,20g/l. Ce stade n'est que peu réversible.

3. Étape du diabète déclaré : la barre fatidique des 1,27g/l est franchie. Cette étape est la continuité logique et inéluctable de la précédente. Les cellules souffrent depuis longtemps.

Le temps joue un rôle important puisque, depuis le stade de la résistance à l'insuline, l'ensemble des cellules non insulino-sensibles absorbe beaucoup de glucose, et certaines vont moins bien le supporter[96].

---

[94] Tour de taille au niveau de l'ombilic, tour de hanche au niveau des Épines Iliaques Antéro-supérieures

[95] Le diabète est une affection qui se **définit** par la carence en insuline ou la résistance des cellules à cette insuline et se caractérise par l'augmentation de la glycémie.

La biologie peut nous indiquer à quel stade se trouve le patient. Deux dosages, glycémie et insulinémie à jeun, et deux calculs dérivés de ces valeurs Homa et le Quicki[97], vont nous renseigner. Ces deux valeurs sont de plus en plus connues et utilisées dans les centres hospitaliers, dans les laboratoires de ville. Leur utilité est fondamentale puisqu'elle permet de diagnostiquer la résistance à l'insuline puis un diabète de type II avant que ne soit franchie la barre des 1,27g/l.

Ostéopathie et diabète

➢ Les quelques études qui ont été menées sur le diabète déclaré et le traitement ostéopathique montrent des résultats très décevants. Bien entendu, la correction alimentaire, l'hygiène de vie vont modérer les conséquences de cette pathologie, mais à ce jour aucune amélioration durable n'a pu être attribuée à l'effet d'un traitement manuel.

➢ La prévention sera donc essentielle. La nécessité d'un dépistage précoce est un atout qui encourage de plus en plus de thérapeutes à demander le Homa et le Quicki. Dans la phase de résistance à l'insuline il va pouvoir agir avec un espoir de régression.

Le but sera de lisser la glycémie. Les sursauts de cette valeur au cours de la journée sont les artisans de la résistance. La réactivité extrême de l'insuline à ces pics, entraîne au cours de la journée un retard de phase qui fait se succéder, épisodes d'hyperglycémie et d'hypoglycémie.

Un petit déjeuner trop sucré programme une hypoglycémie à 10h00. Pour répondre à ce malaise, la consommation de sucre devient un besoin, qui va déclencher l'hypoglycémie de midi…

---

[96] Harminizing the metabolic syndrome ; International Diabète s Fédération et American Heart Association (ALBERTI, et al., 2009)
[97] Références Matthews et al 1985 validé par Katz et al 2000

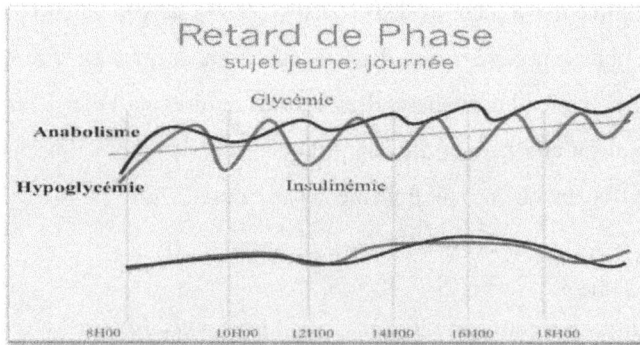

Retard de Phase
sujet jeune: journée

La nuit semble être la clé du problème.

Le matin j'ai « besoin » de sucre ! Si le repas du soir est très sucré, avec des faux sucres lents, la glycémie et l'insulinémie montent dans la soirée, mais à partir de minuit, la chronobiologie du pancréas montre un effondrement de l'insuline jusqu'à 6H du matin. Au réveil de l'insuline, l'hypoglycémie taraude le ventre du dormeur.

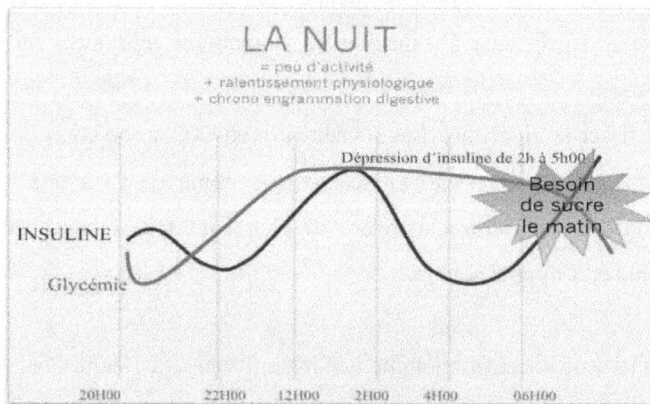

Dopamine et insuline.

Le déficit en dopamine, par exemple par surconsommation de la tyrosine, va augmenter la résistance à l'insuline.

Les cellules β des îlots de Langerhans ont des récepteurs à la dopamine qui, lorsqu'ils sont activés, inhibent la libération d'insuline[98]. La prise de L dopamine modère la sécrétion d'insuline. Le petit déjeuner protéiné est un bon argument pour accompagner un patient vers une normo insulinémie à l'étape de la résistance. On peut envisager une complémentation à base de tyrosine dans ce but, comme en cas de syndrome dopaminergique.[99]

Conséquences

o Le repas le plus important à corriger est celui du soir : apporter des bonnes graisses qui vont s'installer dans les membranes, des sucres vraiment lents (lentilles, quinoa…), en évitant les desserts trop sucrés. Ces ajustements permettront de réguler l'inconfort du matin et de maîtriser la consommation compulsive de sucres hyper-rapides durant toute la journée.

Attention, quelques aliments ont des index insuliniques *boostés* qui dépassent la référence glucosée (>100). Certaines protéines du lait ont des propriétés insulino-tropiques, les lactoglobulines (petit lait) étant les plus sécrétagogues.[100] L'étude Nilsson éclaircit le mystère des yaourts étrangement insulinogènes.

Conclusion, il faut, le soir, modérer les produits laitiers, surtout les intégraux, lait liquide, yaourts et fromages de lactosérum.

---

[98] Dopamine D2 like receptor are expressed in pancreatic Beta Cell and mediate inhibition of insulin secretion (RUBI, et al., 2005)

[99] Voir chapitre cerveau

[100] Glycemia and insulinemia in healty subject after lactose equivalent meals of milk and other food protéins :the role of plasma amino-acids and incretins 1,2,3 (NILSON, Stenberg, Frid, Holst, & Bjorck, 2004)

La correction du petit déjeuner est un thème délicat à aborder par le peu de temps que lui consacrent les enfants. La prédominance des produits sucrés, fortement insulinogènes est à modérer. Afin de temporiser la libération du sucre au niveau intestinal il est possible d'augmenter le temps de digestion gastrique par l'ajout de corps gras ou de protéines. Réhabilitons le beurre sur la tartine, le jambon et l'œuf anglo-saxon!

o Une des grandes causes de l'épuisement et des troubles du comportement des enfants à 10h00, à 12h00 et à 16h00, réside dans ces épisodes d'hypoglycémies. L'alimentation permet de les maîtriser en partie, mais il ne faut pas négliger le mécanisme de chrono-engrammation qui maintient nos rythmes sécrétoires même après une juste modification alimentaire.

Une hormone insuffisamment considérée, est censée contrecarrer ce malaise : le glucagon. On mésestime souvent l'importance du glucagon dans la genèse de l'insulino-résistance. Il est sécrété par les cellules alpha des îlots de Langerhans. La localisation de ces cellules se situe principalement dans la queue du pancréas[101]. Cette partie de l'organe n'étant pas palpable à l'état normal, on peut toutefois apprécier sa mobilité par celle de la rate, à laquelle elle est liée par l'épiploon pancréatico-splénique. Une perte de mobilité de la rate, facilement détectable par la percussion, signera une dysfonction de la queue du pancréas. Quelques techniques permettent de réduire cette restriction.

Pour conclure, nous nous souviendrons que si la forme (*Pickwick* ou autres) marque, consciemment ou inconsciemment, notre esprit, elle ne suffit pas à nous guider dans tous les méandres de la physiopathologie humaine.

---

[101] *Précis d'histologie humaine* (COUJARD, Poirier, & Racadot)

Nous sommes ostéopathes, le mouvement est notre guide le plus fidèle. D'où vient notre patient ? Où est il ? Où va t'il ? Voilà les vraies questions.

Il y a nécessité de lire ce mouvement pour traiter la cause et éviter les funestes mais réelles prédictions à long terme des ostéopathes de Samuel ou d'autres patients du même gabarit.

Si Monsieur Picwick avait conservé son pas prudent et précautionneux d'obèse boiteux, il aurait certainement, sans traitement, accompli l'une de ces trois destinées. Malheureusement le traitement de son cuboïde a décidé pour lui d'une autre destinée. L'assistant a été efficace. Doit on être efficace ? Que signifie être efficace ?

Rien n'est entièrement blanc, ni noir, la figure du *Taijitu* se vérifie toujours.

Et si la pointe de notre fourchette décidait de nos douleurs futures ?

Surprenant mais absolument vérifiable.

Voici l'histoire de l'Acide Arachidonique et de ses collaborateurs.

Tout commence dans votre assiette…

Un simple jaune d'œuf, une savoureuse peau de poulet, ces délicieux produits, concentrés de saveurs, dorés et craquants, sont de généreux dealers d'Acide Arachidonique, (A.A.).

Acide gras de bonne famille, il descend de la dynastie des omégas 6. On nous vante et on nous vend ces acides gras depuis trois décennies en nous promettant légèreté et santé. Tout n'est pas faux, mais le manque de nuances a bien servi le mercantilisme.

Quelques rappels

➤ Un oméga 6 est une famille d'Acide Gras (AG) qui a comme point commun d'avoir après son 6ème carbone[102] une double liaison. Cela ne l'empêche pas d'en avoir une autre plus loin, mais il tire son nom de cette première caractéristique.

Un oméga 3 aura donc sa première double liaison en position 3, l'acide oléique[103] oméga 9 (Ω_9) sa seule double liaison en position 9.

Le fait de détenir des doubles liaisons fait de ces Acides Gras des Poly Insaturés, Mono Insaturés pour l' Ω_9. On parlera d'acide gras poly insaturés, d'AGPI Ω_6, d'AGPI Ω_3 ou AGMI Ω_9.

De notre assiette, ces AGPI vont faire un long voyage pour s'installer sur la membrane de nos cellules. Ils vont participer à la construction des membranes cellulaires.

---

[102] Le décompte se fait à partir de la fin de la molécule, c'est à dire le groupement méthyle. On écrit n (nombre de carbones) - 6

[103] Contenu dans l'huile d'olive

Il serait exagéré de dire que là réside leur seule mission, mais c'est certainement une des plus décisives pour notre santé. Nous allons expliquer comment.

➢ Qu'est ce qu'une membrane cellulaire ?

Une membrane est constituée d'une double couche de phospholipides. Le phospholipide est une molécule qui a :

o un pôle hydrophile représenté par une tête polaire phosphatée (Phosphatidylcholine, phosphatidylsérine…)

o un pôle hydrophobe constitué par 2 acides gras.

Rangés les uns à coté des autres, ils se superposent en 2 couches. Les queues hydrophobes s'attirant, elles se collent et exposent leurs groupements hydrophiles des cotés externe et interne de la cellule.

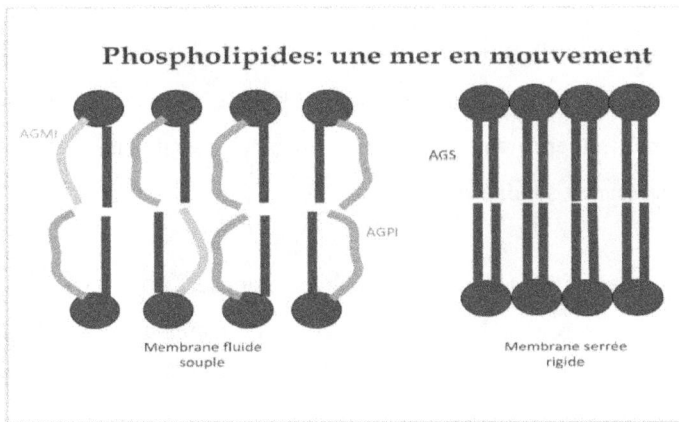

Phospholipides: une mer en mouvement

AGMI

AGS

AGPI

Membrane fluide
souple

Membrane serrée
rigide

Cette architecture confère une bonne résistance à la membrane.

Si les acides gras constituant les phospholipides sont insaturés, ils ont des doubles liaisons qui provoquent une angulation dans la chaîne des carbones, et les éloignent de leurs voisins. Ce phénomène est d'autant plus marquant que le phospholipide est en mouvement perpétuel, il tourne sur lui même comme un danseur de valse et occupe donc beaucoup plus d'espace avec cette conformité anguleuse.

Une membrane riche en AGPI, ou en Acide Gras Mono Insaturé (AGMI), est donc moins concentrée, plus fluide plus souple.

Riche en Acides Gras Saturés (AGS), elle sera au contraire rigide et peu déformable.

Cette rigidité, par manque d'AGPI, va avoir des conséquences sur toute la physiologie cellulaire :

o les polynucléaires phagocytent moins facilement,

o les récepteurs sont moins mobiles à la surface,

o les hématies de 7μ de diamètre ne peuvent se déformer pour rentrer dans des capillaires étroits (3 μ),

o la communication cellulaire est amoindrie…

À tous les niveaux, la physiologie cellulaire est freinée, ralentie, handicapée par cette rigidité. Rien n'est entièrement blanc ou noir, les membranes sont un panaché d'acides gras assurant solidité et souplesse.

➢ Qu'est ce qui conditionne la composition membranaire ?

Tout simplement notre fourchette ! Les chefs de file familiaux, acide linoléique et α linolénique (Ω_6, Ω_3), sont dits essentiels, c'est à dire que nous ne savons pas les fabriquer. Le règne végétal vient à notre secours pour nous fournir ces AGE (Acides Gras Essentiels). On peut aussi décider de mettre dans notre assiette des animaux qui ont consommé des végétaux contenant des AGPI. Si leurs cellules sont souples, les nôtres le seront aussi. Certains animaux sont de bons transformateurs d'AGPI, ils ne les fabriquent pas mais savent concentrer des acides gras dérivés très intéressants pour nos cellules.

Les végétaux sont donc des créateurs spécialisés d'acide gras essentiels (AGE), nous, les animaux, ne savons que les transformer ou les brûler.

➢ Ces AGPI ont-ils d'autres conséquences sur notre santé?
Certains oui, au moment de la mort cellulaire !
Lors d'une agression, quelle qu'elle soit, ou du décès naturel de la cellule, la membrane délivre un message au système immunitaire. Ce mécanisme est permanent au sein d'un être vivant où le renouvellement des lignées cellulaires est constant, où la membrane vit constamment des opérations d'exocytose et d'endocytose. Le trafic des phospholipides membranaires touche toutes les cellules.

La membrane de la cellule porte en elle, un panel de messages préenregistrés, sous la forme de ses AGPI à 20 carbones. Certains sont plutôt alarmistes, d'autres plutôt modérateurs du système immunitaire. Il ne faut pas mettre le feu à tout le système pour un événement mineur, mais il convient de maintenir une certaine vigilance.
La membrane détruite, une enzyme, la phospholipase A2, extrait les AGPI du phospholipide. Certains de ces acides gras sont ensuite transmutés sous l'effet d'enzymes spécialisées, les Cyclo Oxygénases (COX), en eicosanoïdes. Ces molécules, au nom barbare, sont des médiateurs de l'inflammation. Elles représentent une famille, les prostanoïdes[104], mais pour simplifier le discours, nous ne parlerons que des prostaglandines.

---

[104] Les prostanoïdes : prostaglandines, prostacyclines, thromboxanes.

o Si l'AGPI d'origine est un Acide Arachidonique, la prostaglandine sera dite de type 2. Son action sera :

▪ augmenter la perméabilité vasculaire

▪ augmenter l'inflammation

▪ augmenter l'agrégation plaquettaire

▪ augmenter la fièvre et la sensation de froid

▪ augmenter la sensibilité des récepteurs

Madame Kousmine[105] les nomme prostaglandines de guerre.

o Si l'AGPI d'origine est un DGLA[106] (que l'on trouve dans l'onagre et la bourrache) ou un EPA[107] (que l'on trouve dans les poissons des mers froides), nous aurons des prostaglandines de type 1 et 3 dont les effets sont inverses :

▪ anti inflammatoires,

▪ anti agrégantes.

▪ ce sont des prostaglandines de paix.

Pour achever ce raccourci, nous ne pouvons faire l'impasse sur une autre voie de transformation de l'Acide Arachidonique, celle des Lipo-Oxygénases (5L.OX). Cette voie conduit à la production de Leucotriènes de série 4 dont les effets sont :

o réactions d'hypersensibilité

o anaphylaxie

o bronchospasme

o anti-infectieux

---

[105] Médecin suisse, d'origine russe qui met en relation étroite la santé et l'alimentation. Elle est une des fondatrices de la médecine ortho moléculaire.

[106] Ne cherchez pas à retenir le nom complet, cela n'a aucun intérêt pour nous: Acide Dihomo γ Linolénique

[107] Idem : Acide EicosaPentaénoïque

Un seul substrat se partage en deux voies, celle des COX et celle des LOX. La Lipo-Oxygénase est inhibée par la vitamine E.

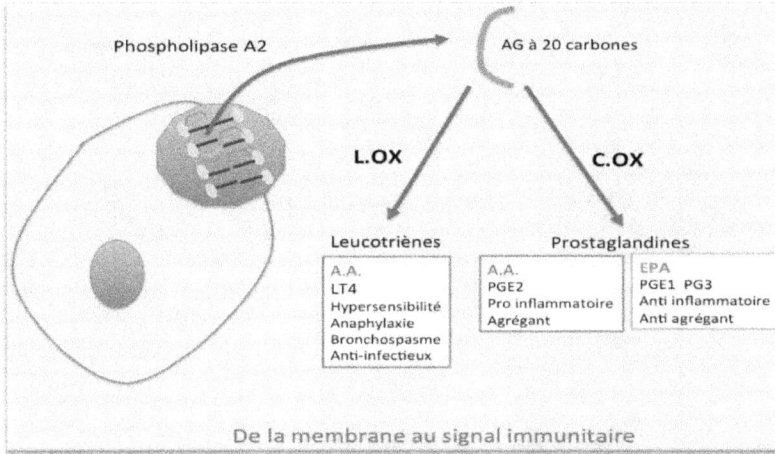

Phospholipase A2

AG à 20 carbones

L.OX

C.OX

Leucotriènes

Prostaglandines

A.A.	A.A.	EPA
LT4	PGE2	PGE1 PG3
Hypersensibilité	Pro inflammatoire	Anti inflammatoire
Anaphylaxie	Agrégant	Anti agrégant
Bronchospasme		
Anti-infectieux		

De la membrane au signal immunitaire

Interprétations

➢ Le micronutritionniste retiendra que moins il y aura d'A.A. dans l'assiette, moins il en parviendra sur les membranes, et moindre sera la réaction inflammatoire, moindre sera le statut de base. Ce sera un enseignement majeur de la modulation membranaire.

Se pose alors la question de l'origine des principaux acteurs, AA, DGLA et EPA. Le schéma suivant explique les transformations et les sources alimentaires.

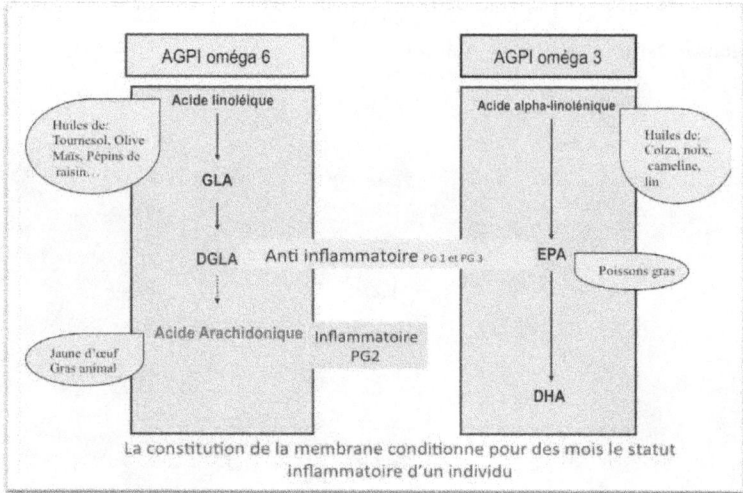

La constitution de la membrane conditionne pour des mois le statut inflammatoire d'un individu

La transformation des chefs de file, acides linoléique et alpha linolénique en dérivés actifs, DGLA, AA, EPA, se fait par des enzymes communes aux deux filières. Elles sont donc saturables en cas d'excès sur une filière. Cette transformation ne représente naturellement pas plus de 10% de l'acide gras d'origine.

Un déséquilibre Ω_6/Ω_3 aura des conséquences importantes.

Les corps gras alimentaires ont longtemps été extraits de graisses animales, comme le saindoux, le beurre... À partir des années 50, on cherche à instaurer l'usage d'une huile de table, afin de diminuer les acides gras saturés. Nous entrons alors, avec l'huile d'arachide, puis avec l'huile de tournesol, dans l'ère du *tout* Ω_6. Aujourd'hui cette mesure préventive qui fut judicieuse, se retourne contre nous avec un déséquilibre d'Ω_6/Ω_3 :

o les animaux d'élevage sont nourris avec du maïs ou d'autre sources d'Ω_6.

o le choix de l'huile de table depuis les années 1970, le tournesol qui contient 65% d'Ω_6.

Le rapport idéal Ω_6/Ω_3 est estimé par l'ensemble de la communauté scientifique internationale à   3/1. On retrouve ce ratio dans les huiles de colza et de noix. L'AFSSA[108] recommande un rapport de 6/1 et reconnaît que nous sommes en France sur du 15/1. Ce déséquilibre est un facteur favorisant l'obésité.[109]

Les mélanges d'huiles ont la plupart du temps des rapports catastrophiques, jusqu'à 60/1, et ne sont que des arguments de vente fallacieux pour des huiles non adaptées. Nos membranes sont donc fortement « colorées » par des acides gras que nous apportons avec nos coups de fourchettes. On remarque bien que les sources d'Acide Arachidonique sont plus profuses que celles d'Acide EicosaPentaénoïque (EPA).

La modulation membranaire consistera simplement, après enquête alimentaire, à rééquilibrer les apports pour augmenter les sources d'EPA ou d'acide alpha linolénique.

Simples et efficaces ces corrections donnent de bons résultats au terme de quelques semaines, le temps que les membranes s'en imprègnent. Modifier l'alimentation revient à modérer en amont ce qui maintient une inflammation.

Ces modifications ont été largement étudiées. Depuis la *Lyon diet heart study* (1994-1999) des docteurs Serge Renaud et Michel de Lorgeril[110], les bienfaits sur le plan cardio-vasculaire de ces acides gras ne font plus de   doute. L'étude, montre, en prévention secondaire, une réduction de la mortalité de 50% et 70% de récidive en moins par l'adjonction de 2g/jour d'acide alpha linolénique (Ω_3). Elle sera interrompue après 27 mois à cause de la mortalité et de la morbidité excessive du groupe contrôle[111] !

L'apport d'oméga3 a aussi démontré ses effets sur le cerveau, le comportement des

---

[108] Agence Française de Sécurité Sanitaire de l'Aliment. La fusion de l'Afssa et de l'Afsset a abouti à la création de l'Anses (Agence nationale de sécurité sanitaire de l'alimentation, de l'environnement et du travail),

[109] A western like fat dietis sufficient to induce a gradual anhancement in fat mass over generation J lipid Res (MASSIERA, 2010)

[110] Lyon diet heart study : (LORGERIL & al., 1999) (LORGERIL de & al., 1994). De nombreuses autres études comme GISSI en 2002 ont corroboré ces résultats.

[111] *...because of a statiscally signifiant result, the decision was made to stop the trial :* de Lorgeril 1999.

enfants, le développement et la coordination[112], sur la lipolyse…

➢ Beaucoup de médicaments utilisent l'inhibition de la synthèse de ces PG2 pour obtenir un effet anti-inflammatoire. Ce sont des anti COX, comme l'aspirine, les anti-inflammatoires non stéroïdiens : Inhibant les COX ils diminuent la production de PG2, mais laissent plus de substrats aux LOX, et peuvent donc être promoteur d'allergies.

➢ L'attitude qui a consisté depuis quelques décennies à diminuer les apports de corps gras, conduit aussi à diminuer les apports de vitamines E. Beurre, huiles et margarines sont avec le germe de blé nos sources les plus sûres de cette précieuse vitamine. Cette diminution d'apport favorise la voie des LOX et donc la réactivité allergique[113].

L'ostéopathe

➢ Modulation alimentaire.

Son rôle sur la modulation membranaire est nécessaire pour prendre en charge des patients qui ont *mal partout*. L'enquête alimentaire ne sera pas simple car le patient, bien souvent, ne s'attend pas, et n'attend pas, ce type d'approche d'un ostéopathe. Avec un peu de patience, sans chercher à bousculer des montagnes en une séance, il sera possible de raccompagner notre patient vers un équilibre en acides gras plus adéquat.

La correction des huiles consommées est sans aucun doute la correction la plus rentable, en terme d'efforts demandés et de résultats. Plusieurs options s'offrent à vous :

o La version lente, pour les petits déséquilibres. Proposez le mélange colza-olive,

---

[112] A randomized, controlled trial of dietetary supplementation with fatty acids in children with development coordination disorder (RICHARDSON & Montgomery, 2005)
[113] Voie TH2

l'huile de noix pour les salades, la consommation de sardines ou maquereaux en boite, une à deux fois par semaine.

o Nous réserverons une version plus volontaire aux déséquilibres importants, chez les patients qui montrent quelques réticences dans la diminution ou l'arrêt des produits laitiers (riches en AA), des sucres et féculents rapides (qui se transforment en acides gras saturés). On proposera des huiles à plus forte teneur en Ω_3 comme l'huile de cameline[114] (35%) ou l'huile de lin[115] (50%).

Attention cependant : l'apport en Ω_3 doit absolument être soutenu par un bon statut antioxydant, faute de quoi, ils vont s'oxyder et devenir plus nuisibles que salutaires.

o Le tableau suivant aidera à proposer des modifications optimales en fonction du statut du patient.

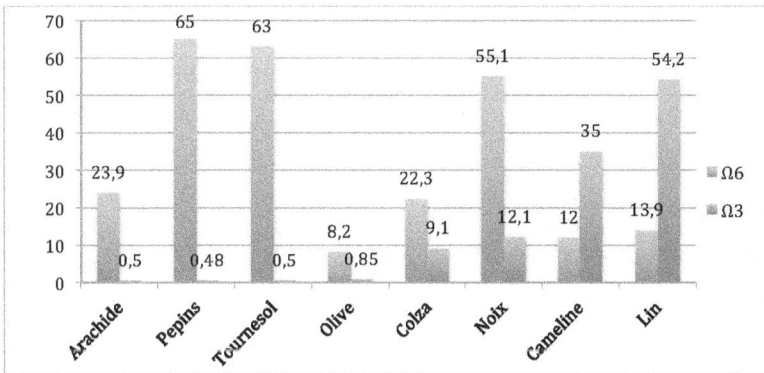

| Ω_6/Ω_3 | 47,6 | 137 | 126 | 9,6 | 2,45 | 4,2 | 0,34 | 0,25 |

Tableau des compositions et des rapports Ω_6/Ω_3[116]

---

[114] Première pression à froid, ne pas cuire.
[115] Extrêmement oxydable, à conserver au froid et dans le noir, souvent la bouteille est opaque.
[116] La composition des aliments. Tableaux des valeurs nutritives. Garching : Deutsche Forschungsanstalt für Lebensmittel chemie (SOUCI, FACHMAN, & KRAUT, 2000)..

➢ Modulation viscérale

Un organe se trouve au carrefour de cette composition membranaire, entre fourchette et membrane : le pancréas. Sa difficulté ou sa paresse à réaliser son programme exocrine pénalise :

o l'absorption des triglycérides, notre première source d'AGPI.

o la digestibilité des amidons qui est amoindrie. La flore intestinale colique récupère les sucres pour une fermentation. Les bactéries digèrent les amidons rescapés des amylases pancréatiques et les transforment en acide gras à courtes chaînes. Acides myristique, palmitique, stéarique sont synthétisés. Une partie nourrira le colonocyte, une autre partira vers le foie pour la synthèse du glycogène ou la réserve en graisses. Ces acides gras sont de piètres substrats pour nos membranes.

Cette Dysfonction Pancréatique Exocrine (DPE) conduit à éliminer de bons acides gras apportés par l'alimentation. Dans ce cas la correction alimentaire ne portera pas les fruits attendus. Cette dysfonction est relativement fréquente chez le sujet âgé ou mûr. Elle se caractérisera par trois signes :

1. Des selles collant à la cuvette des WC. Ce signe peut être épisodique, en réaction à un repas plus lourd, ou permanent.

2. Une fermentation des amidons blancs : la consommation de féculents ne contenant pas (ou peu) de fibres fermentescibles, provoque un gonflement du côlon ascendant, des gaz abondants non odorants, des douleurs de type colite. Cela concerne les pâtes, la semoule, le riz blanc, le pain blanc. Ce signe peut aussi être *dose dépendant*, avec un seuil de tolérance qui s'amenuise dans le temps.

3. Un dégoût des viandes s'installe progressivement. Le sujet s'en désintéresse au fil du temps, cela peut dériver vers un végétarisme sans véritable intention. L'apport protéique se compense alors souvent par des produits laitiers.

On peut se satisfaire de la clinique pour poser le diagnostic ostéopathique de DPE

(Dysfonction Pancréatique Exocrine). Certains examens, comme le fécalogramme, peuvent procurer des arguments probants en analysant les résidus de digestion.

Le traitement ostéopathique explorera différents axes dysfonctionnels possibles :

o direct : mobilité du fascia de Treitz

o de contiguïté : L2

o de continuité : mobilité de la rate, de l'estomac, du duodénum...

o axe neurovégétatif : D7

o axe vasculaire...

En cas de Dysfonction Pancréatique Exocrine importante, on peut indiquer des compléments alimentaires stimulants ces enzymes : des bicarbonates pour faciliter l'action des amylases, de la papaye, de la mélisse etc...

Certains médicaments, comme le Créon®, ou certains compléments alimentaires à base de pancréatine peuvent directement amener ces enzymes pancréatiques et compenser le manque.

La complémentation

➤ La modulation membranaire peut se faire par l'apport transitoire de compléments alimentaires. Il faut au préalable effectuer une enquête alimentaire qui révèlera les déficits. La complémentation permet d'aller plus vite dans l'obtention des résultats.

➤ Si le sujet consomme une quantité importante d'Ω_6, on chargera en Ω_3 avec des huiles de poisson. Plusieurs laboratoires proposent des formules biodisponibles, avec des garanties concernant l'absence de métaux lourds.

➤ Si le statut Ω_6/Ω_3 est correct, le bénéfice anti-inflammatoire sera optimal par la consommation de capsules de DGLA, sous la forme d'huile de bourrache qui aura un effet lent et durable. Pour un effet plus rapide on utilisera l'huile d'onagre qui bénéficie, du fait de la conformité de son triglycéride, d'une disponibilité plus rapide.

➢ Il faudra s'assurer que le sujet consomme suffisamment de vitamines antioxydantes et ne soit pas soumis à un stress oxydatif permanent (tabac…) avant de proposer ce type de supplémentation.

➢ L'apport d'Ω_3 peut accompagner avec succès des modifications alimentaires ayant pour but une réduction pondérale ou même des troubles du comportement chez les enfants.

Pour une analyse précise du statut en acides gras, il est possible d'effectuer un Profil des Acides Gras Érythrocytaires. Cet examen apporte de précieux éléments mais nécessite une interprétation qui demande des connaissances en matière de biologie.

La modulation membranaire est aujourd'hui une nécessité pour contrecarrer le déséquilibre induit par l'alimentation animale. Des filières Ω_3 sont en train de se développer pour les œufs et la viande d'élevage. Elles restent encore confidentielles.

Le fameux régime crétois, dont les bénéfices pour la santé ne sont plus à démontrer, tient ses bienfaits d'une petite plante, le pourpier, très riche en Acide Alpha Linolénique. Escargots, poulets et humains, tous le consomment en Crête, la chaine des Ω_3 sauve tous les maillons, surtout les derniers.

5.   Les reins

Organes profonds de l'abdomen, leur densité les rend bien souvent disponibles au traitement ostéopathique. On connaît leur propension à générer des douleurs rapportées dans la région du bassin, de la cuisse, à fabriquer des lithiases, sources de douleurs plus aigües, à subir de graves infections qui remontent le cours des uretères...

Cependant, se préoccupe t-on suffisamment de leur dévouement à maintenir le pH, la concentration en calcium, en sodium, en potassium, en magnésium de tout le milieu interne ?

Par cette méticuleuse mission, ils sont les gardiens du monde cellulaire tout au long de notre vie. Quelques soient nos excès, les violences métaboliques que nous nous infligeons, de la naissance à la mort, ils réparent, compensent, maintiennent les précieux acteurs des pompes transmembranaires par lesquelles tout se réalise. Toute action physiologique nécessite des transferts membranaires cellulaires. Ces mouvements dépendent de pompes de passage auxquelles participent les minéraux.

La contraction musculaire, le fonctionnement cardiaque, l'équilibre osmotique, la fonctionnalité endocrine, l'absorption des nutriments tout est soumis au dictat des minéraux. La vie pourrait se réduire à des ions baladeurs qui traversent les membranes, courent le long d'axones, accompagnent ou croisent des molécules plus complexes au travers des membranes. Par eux, la vie est électrique et magnétique.

Cette vocation des reins à garantir leur juste équilibre sera tant sollicitée, qu'après 40 ou 50 ans d'efforts constants, de missions réussies, ils vont au final marquer un ralentissement, se prélasser un peu et finalement nous présenter l'addition de nos excès.

Cette histoire pourrait être celle de l'Acidose Métabolique Latente (AML), souffrance silencieuse de nos humeurs[117], qui va nous conduire à de nombreuses pathologies de civilisation.

---

[117] Au sens hippocratique du terme

Acidoses plurielles

Toutes les cellules vivantes ont deux choses en commun
1° : une philosophie
2° : un but
En tant que 1, elles sont universelles et obéissent aux mêmes lois
En tant que 2, elles ont une action uniquement spécifique....
Nous acceptons leur but spécifique, mais nous travaillons avec leur universalité[118]

Nous allons effleurer quelques mécanismes de cette universalité qui concernent les acidoses.

L'acidose n'est pas une pathologie mais une tendance physiologique du corps inhérente à la vie cellulaire.

L'équilibre du pH sanguin est maintenu entre 7,35 et 7,45 par différents systèmes. Certaines conditions environnementales, certaines dysfonctions biochimiques peuvent rendre cette mission plus délicate. L'objectif du pH contenu, sera atteint, au prix d'efforts constants et durables. Si la lutte devient manifeste, cela devient un symptôme. Dans ce cas on parlera d'acidose métabolique simple ou latente.

L'acidose métabolique peut avoir plusieurs origines :

Asphyxie, insuffisance rénale, diarrhée alcaline avec perte de potassium, diabète, intoxication au méthanol, à l'éthylène-glycol, à l'aspirine... Le traitement sera médical, perfusion de bicarbonate de sodium, dichloroacétate, hémofiltration...

Quel qu'en soit l'origine, il s'agit d'une situation aigue qui ne peut être l'objet d'un traitement ostéopathique ou micronutritionnel.

Les Acidoses Métaboliques Latentes sont des contraintes infligées aux mécanismes de la régulation du pH sanguin, qui aboutissent avec le temps à des perturbations dûes à la sur sollicitation.

---

[118] *Introduction aux techniques ostéopathiques d'équilibre et d'échanges réciproques.* J. Andreva Duval p73 (DUVAL, 1976)

Il convient donc de distinguer, dans les A.M.L., deux catégories étiologiquement différentes :

A/ celles qui ont une origine environnementale, les systèmes sont en lutte constante pour maintenir le pH

B/ celles qui surviennent par défaut interne d'un ou de plusieurs processus régulateurs, les causes intrinsèques.

Traiter l'environnement s'il y a un défaut de processus interne, améliore la situation mais contraint à des restrictions intenables dans le temps ; soutenir le ou les mécanismes internes dans un environnement inadapté, ne donne pas de meilleurs résultats. Voilà pourquoi il est important de ne plus parler d'acidose, mais d'acidoses. Pour bien comprendre cette diversité nous allons décrire ces mécanismes.

A/ Les causes environnementales

L'augmentation de la concentration en ions H^+ dans le sang peut avoir deux origines environnementales majeures :

➢ 1- Les apports alimentaires : essentiellement issus du catabolisme des protéines, à forte teneur en acides aminés soufrés et phosphatés (basique) qui se dégradent en H_2SO_4 et H_3PO_4. Ces acides aminés sont particulièrement présents dans les produits d'origine animale. À souligner que la consommation de produits au goût acide ne prédispose absolument pas à l'acidose, bien au contraire. Il ne faut pas confondre acidose qui appartient au milieu interne et acidité qui concerne une perception du milieu externe (tube digestif haut : bouche, œsophage, estomac).

Afin de classer les aliments en fonction de leurs caractères acidosant ou alcalinisant, le docteur Thomas Remer propose une échelle en milli équivalents, l'indice de

Potentiel Renal Acid Load ou PRAL. Quand le PRAL est >0 l'aliment est acidosant, si il est <0 il est alcalinisant. On trouve facilement la liste de nombreux aliments sur internet.

Voici un tableau qui donne une idée de quelques aliments parmi les plus courants.

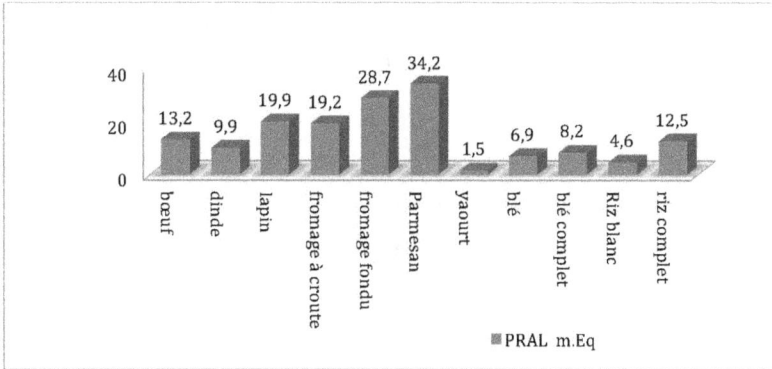

Aliments à PRAL positif

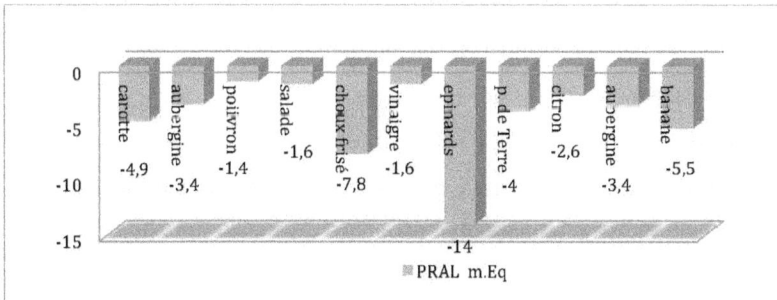

Aliments à PRAL négatif

Globalement la teneur en protéines soufrées pousse le PRAL vers le haut[119], la teneur en potassium essentiellement issu des fruits et légumes, vers le bas.

---

[119] Alimentation et équilibre acido-basique (DEMIGNE, DAVICCO, & COXAM, 2009)

On remarque le citron et le vinaigre comme étant alcalinisants et les viandes et les fromages très acidosants. Le PRAL reste un calcul de tube à essai, qui ne tient pas compte de l'interaction des nutriments entre eux, dans notre tube digestif, ni de la capacité d'un organisme à acidifier ce qui est alcalin...

➢ 2- Le métabolisme oxydatif des lipides, glucides, protides, la respiration cellulaire, produisent du gaz carbonique (CO_2). Ce CO_2 en réaction avec l'eau génère des ions H+ :

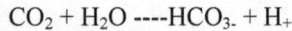

$$CO_2 + H_2O ----HCO_3. + H_+$$

Cette réaction est éprouvée dans la vie de nos cellules à chaque production d'énergie, via le cycle de Krebs, pour les efforts en aérobie qui rejette du CO_2.

Dans l'activité musculaire anaérobie la dégradation du glucose en pyruvate va conduire à la production d'acide lactique.

Interprétation

➢ Une AML peut s'installer par une alimentation « PRAL positif » trop riche qui ne serait pas compensée par des apports alcalinisants alimentaires. On peut retrouver cette situation chez les sujets en diète protéinée prolongée. L'adolescent est aussi un bon candidat à ce déséquilibre par l'appauvrissement alimentaire. Les conséquences seront alors majeures.

➢ Le traitement ostéopathique n'apportera pas, dans ce cas, une solution satisfaisante. Cependant la palpation peut amener des éléments diagnostiques signifiants. La surconsommation de protéines conduit au dépassement des capacités enzymatiques et biliaires de la digestion du grêle. Les protéines se retrouvent donc dans le côlon descendant et sont la proie d'une flore de putréfaction qui se développe. La stase sigmoïdienne, un côlon descendant gonflé et aérique, des gaz odorants soufrés, sont autant d'arguments plaidant pour une alimentation trop riche en protéines.

➢ La prise de compléments alimentaires adaptés peut être une alternative provisoire. Ils auront pour caractéristique leur forte teneur en potassium, magnésium et calcium.

➢ Le sport sera pourvoyeur d'une acidose plus ou moins marquée, quand on dépassera les 8 heures par semaine, surtout avec des efforts en anaérobie.

B/ Les causes intrinsèques

Notre survivance cellulaire libère des ions H_+ dans le milieu extracellulaire. Il fallait des systèmes qui maîtrisent cette acidification.

Deux catégories se partagent cette mission

• Des systèmes fermés : les tampons
• Des systèmes ouverts : poumons et reins

Ils répondent suivant des séquences différentes :

• Les tampons extracellulaires agissent immédiatement.
• La ventilation en quelques minutes élimine le CO_2.
• Les tampons intracellulaires réclament quelques heures pour intervenir.
• Les reins après 24 heures commencent leur régulation.

Les systèmes de régulation fermés[120]

Il s'agit de l'utilisation de tampons qui vont absorber ces ions H^+. Le système est dit *fermé* car il n'expulse pas l'ion, il se contente de le neutraliser.

Par ordre d'efficacité on retrouve :

• Les bicarbonates.

---

[120] Traitement d'une acidose métabolique (LEVRAUT, GARCIA, GIUNTI, & GRIMAUD, 1998)

• Les protéines du sang qui se transforment en protéinates. Les principales étant l'hémoglobine et l'albumine, mais la plupart les protéines circulantes peuvent être utilisées comme des tampons.

• Les phosphates et les carbonates de calcium qui créent des cristaux d'hydroxyapatite.

Interprétation :

La captation de ces ions agressifs va mobiliser des tampons et avoir des conséquences cliniques spécifiques.

• L'albumine est une protéine de transport des hormones thyroïdiennes et stéroïdes. Elle lie aussi le tryptophane, (TRP)[121]. Son utilisation en tant que tampon perturbera la régulation endocrine, entraînant des réactions en chaîne, dont les conséquences ne sont pas toujours prévisibles puisqu'elles vont dépendre des capacités adaptatives, propres au sujet, sur l'axe Hypothalamo-Hypophysaire-Surrénalien et Thyroïdien (AHHS et AHHT).

L'ensemble des éléments protéiques circulants va être atteint par cette pollution. La protéine, du fait de cette transformation, ne pourra plus jouer son rôle de clé auprès de ses récepteurs.

• La mobilisation du calcium intra-osseux et l'atteinte de la trame protéique, seront, au long terme, une promesse (tenue) d'ostéoporose.

• La libération de ces cristaux d'hydroxyapatite est une cause reconnue de pathologie [122] péri-articulaire et intra-articulaire. À leur tableau on citera,

---

[121] Voir chapitre cerveau
[122] *Maladie des dépôts d'hydroxyapatite* (DERIES, DEMONDION, DELFAUT, PAUL, CHASTANET, & COTTEN)

tendinopathie et arthrite. Bien que des facteurs génétique et mécanique favorisent ces manifestations, l'AML apparaît comme un vecteur de premier ordre.

En résumé, l'emploi des tampons sur le long terme va générer des :
• perturbations de la gestion du capital osseux,
• pathologies péri et articulaires, sur le court terme
• pathologies endocriniennes en cascade à partir de l'axe thyroïdien et surrénalien.

Les systèmes de régulation ouverts
Ils viennent souvent parachever ceux que nous venons de voir. Ils ont cependant leurs propres forces d'action dans l'excrétion des H^+.

• Le poumon, en éliminant le CO_2, accompagne l'action des bicarbonates. Il ne semble pas démontrer de failles dans sa régulation sur le long terme de l'AML.

• La fonction rénale est incontournable dans cette régulation. Elle va agir par l'excrétion de plusieurs métabolites :
o Élimination de doses minimes d'ions H^+. Cette élimination n'atteindra pas un seuil sensible qui puisse déclencher une douleur mictionnelle, heureusement ! Son dosage dans les urines montre de telles variations dans la journée que la mesure du pH urinaire sur une miction ne peut aucunement signer une AML.
o Le métabolisme des NH_4^+ est intéressant par son efficacité et parce qu'il va enclencher de nombreuses réactions en chaîne[123].
1. La dégradation d'un acide aminé, la glutamine, donne des composés NH_3. Ils sont utilisés par le rein comme des transporteurs vers la sortie d'ions H^+. Il expulse donc

---

[123] Régulation de l'activité de l'échangeur Na^+H^+ apical NHE3 par trafic intra-cellulaire de la protéine (CHEYRON, PAILLARD, & POGGIOLI, 2002)

des NH_4^+. Les dégâts collatéraux à cette sortie sont importants à connaître pour apprécier toutes les conséquences d'une lutte contre l'AML.

2. L'expulsion des NH_4^+ se fait par des pompes membranaires couplées, qui imposent l'entrée de HCO_3^- (tampons). Ce transfert s'accompagne d'une entrée de sodium. Ce petit détail va bouleverser un équilibre précis. Cette entrée de sodium provoque, par une autre pompe d'échange couplée, une excrétion de potassium (K^+). Le résultat de cette opération est l'entrée de Na^+ et la sortie de K^+.

3. Le Na^+, cation majoritairement extracellulaire, va provoquer par sa présence dans le sang, une augmentation de la volémie. Pour conserver une pression osmotique adéquate à la fonction cellulaire, les reins, vont devoir augmenter la réabsorption d'eau pour diluer ces Na^+.

4. L'ensemble de ce mécanisme, sera compensé si une concentration intracellulaire en potassium, apportée par l'alimentation, permet d'équilibrer cette réaction.

5. Si par contre les apports en Sodium alimentaire sont importants, cette régulation sera minorée. L'acidose devra solliciter d'autres voies de neutralisation, comme les systèmes fermés qui dégradent l'os et les protéines.

6. Enfin, le Na^+ participe à de nombreuses pompes membranaires, qui vont tenter de maintenir normal son taux plasmatique :
o Des échangeurs Na^+/Ca^{++} : l'entrée de Na^+ dans la cellule s'accompagne d'une sortie de calcium.
o Des échangeurs Na^+/H^+ : l'entrée de Na dans la cellule provoque la sortie de H^+, donc diminue le pH.

o Des pompes couplées font sortir 3 Na$^+$ en faisant rentrer 2 K$^+$, créant ainsi une charge électrique à la cellule. Cette pompe est activée par une ATPase qui consomme donc beaucoup d'énergie : 24% de l'énergie consommée par la cellule est dévouée à ces pompes, jusqu'à 70% pour le neurone.

• Une pompe d'échange H$^+$/K$^+$ existe qui permet de faire entrer des H$^+$ dans la cellule en évacuant des K$^+$.

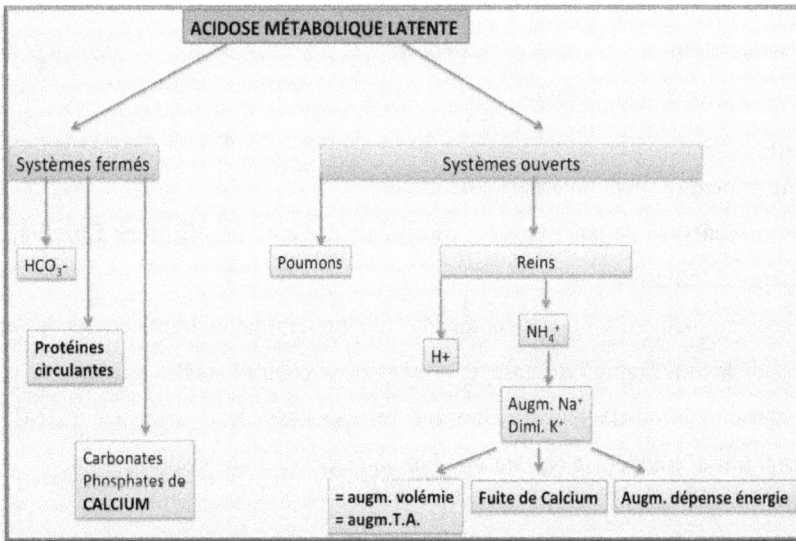

ACIDOSE MÉTABOLIQUE LATENTE

Systèmes fermés — Systèmes ouverts

HCO$_3$- — Poumons — Reins

Protéines circulantes

H+ — NH$_4^+$

Carbonates Phosphates de CALCIUM

Augm. Na$^+$ Dimi. K$^+$

= augm. volémie = augm.T.A. — Fuite de Calcium — Augm. dépense énergie

On comprend donc l'importance dans la régulation du pH, de minimiser la présence de sodium dans le milieu extracellulaire. La consommation de Na$^+$ (Na Cl) contraint les mécanismes de régulation à utiliser des voies pénalisantes pour la gestion du calcium et la fonctionnalité des protéines circulantes. Pour clôturer ce récit à charge contre le sodium, on rappellera que l'absorption de glucose se fait aussi par des pompes couplées au niveau de l'entérocyte, qui internalise un Na^+ à chaque glucose.

Interprétation :

L'intérêt d'avoir énuméré ces mécanismes complexes, réside dans le lien essentiel que l'on doit faire entre le sodium, le potassium et l'AML.
1. La consommation de sodium est un frein à la réalisation des mécanismes régulateurs de l'AML.
2. La sollicitation de ces mécanismes entraîne la présence de sodium dans le sang et favorise l'hypertension artérielle.
3. L'AML déclenche la démobilisation du calcium osseux dans le sang et la perte de la trame protéique : cela favorise l'ostéoporose.
4. Cette évacuation de calcium nécessite pour les reins un effort de filtration, qui favorisera les lithiases.
5. La consommation d'aliments contenant du potassium permet de modérer les effets néfastes de la lutte contre l'acidose, et protège donc contre l'AML.
6. La consommation de glucose diminue les capacités de lutte contre l'AML par l'internalisation couplée de Na^+ qu'elle implique lors de l'absorption.

Détection

Plusieurs méthodes sont utilisées, bilans urinaires et signes cliniques sont précieux.

• Bilans urinaires

o Commençons par ce qui ne fonctionne pas, la bandelette dans l'urine. Le pH urinaire à un instant T, ne peut rendre compte des efforts physiologiques contre l'acidose.

o Le test Extraction Nette Acide (ENA) sur les urines de 24h00 : prend en compte l'acidité titrable, le métabolisme des NH4 et celui des bicarbonates. Ce sera l'examen de référence.

- E.N.A.= AT +NH4$^+$- HCO$_3^-$
- Valeurs normales : négatives ou proches de 0
- Valeurs fréquemment retrouvées chez les patients scrupuleux: 0 à 15 m Eq/Jour[124]
- >30mEq/Jour = AML

Les intérêts de ce test sont la précision, le prix raisonnable. Malheureusement peu de laboratoires le réalisent car il demande l'investissement d'une électrode spécifique, onéreuse et dont la durée de vie est très courte. S'il n'y a pas suffisamment de prescripteurs, l'investissement n'est pas rentable, le laboratoire ne renouvelle pas l'achat.

o Le dosage urinaire sur 24h du sodium et du potassium peut apporter des éléments de réponse interprétables:

- Sodium urinaire sur potassium urinaire (NaU/KU) valeur normale <0,7 = rare ; alimentation raisonnée et raisonnable 1 à 1,5 ;
- si >1,5 [125] : AML le plus souvent.

---

[124] *L'approche micronutritionnelle dans la prise en charge des tendinopathies* (DUEE, QUIN, & QUIN , 2005 2006)
[125] The relationship between urinary calcium, sodium, and potassium excretion and the role of potassium in treating idiopathic hypercalciuria (OSORIO & ALON, 1997; OSORIO & ALON, 1997)

Face à la contrainte que constitue la prescription de ces analyses pour un ostéopathe et le recueil durant 24h des urines pour le patient, nous avons tenté de valider un test rapide, fiable afin de détecter une situation d'AML[126].

L'étude porte sur 39 étudiants dont nous avons mesuré plusieurs paramètres, dont le test ENA, le rapport NaU/KU, le seuil de perception du sel en bouche, la tension artérielle...

Il apparaît comme significatif qu'un score ≥ 13 pour ce Questionnaire de Charge Acide®, signe une AML. La rapidité de ce test en fait un outil de détection simple et fiable.

Cette étude portait sur 2 pools d'étudiants, dont un avait, l'année précédente, suivi un cours de micronutrition portant sur l'AML. Les résultats montrent que les sujets ayant eu l'information avaient une alimentation plus contrôlée avec de meilleurs chiffres NaU/KU que les étudiants qui n'avaient pas reçu l'information. Le test ENA ne montrait pas par contre de modification significative. Un temps d'adaptation pourrait être la clé de cette persistance.

▪ Les plis de peau rouges sont un signe fréquemment évoqué pour la détection de l'AML. Quand le patient se déshabille, on peut observer sur son ventre une ou plusieurs lignes rouges qui témoignent d'une sueur acide et irritante. Ce trait disparaît plus ou moins rapidement lors de la consultation. Le temps d'effacement peut varier de 5 minutes à 30 minutes, quelquefois il persiste jusqu'au rhabillage. Cette durée est un critère témoignant de l'importance de l'acidose.

---

[126] Rapport Sodium/ Potassium et test ENA, versus questionnaire clinique. Validation par l'analyse du rapport Na/K et du test ENA, d'un questionnaire de dépistage spécifique de l'acidose avec signes cliniques et paramètres physiques objectivables. DIU Dijon Clermont-Ferrand ; Alimentation santé – Micronutrition (LA FARGE de & CAZANAVE, 2007)

Notre étude n'a pas donné de valeurs significatives qui puissent valider ce signe. Cependant notre étude portait sur des sujets sains et un échantillonnage relativement faible pour répondre à la question de sa valeur. On conservera donc ce signe comme un élément de diagnostic à confronter au QCA®, aux examens urinaires et à l'anamnèse nutritionnelle.

	Questionnaire Charge Acide®				
	cotations	0	1	2	3
1	Rajoutez-vous du sel dans votre assiette ?	Jamais	Rarement	Après avoir goûté	Sans goûter
2	Vous arrive t il de trouver un plat trop salé ?	Souvent	Quelquefois	Rarement	Jamais
3	Votre consommation moyenne de portions de laitages par jour est de	0	1	2	3 et plus par jour
4	Combien de portions charcuteries, viandes ou poisson consommez vous par jour?	0,	1,	2,	3 et plus
5	Combien d'heures de sport faites- vous par semaine ?	0,	1h à 3h	3à6h	+ de 6h
6	Consommez-vous des légumes de couleur verte ou rouge	3 fois et + par jour	2 fois par jour	Une fois par jour	jamais ou presque
7	Consommez-vous des fruits frais ?	3 fois et + par jour	2 fois par jour	Une fois par jour	Jamais ou presque
8	Combien de repas hors petit déjeuner, vous préparez vous dans une semaine?	tous	de 9 à 14	de 5 à 8	moins de 5
	TOTAL				

Interprétation ostéopathique

L'ensemble des signes que nous venons de décrire nous permet de suspecter et d'objectiver l'existence d'une AML. Quelle est l'origine de ce symptôme ? À quelle AML a t-on affaire ?

L'AML est elle :

▪ Nutritionnelle ?

▪ Due à l'invalidation des systèmes fermés ?

- Due à la faiblesse des systèmes ouverts ?

Il est bien entendu que ces systèmes sont interdépendants et se compensent les uns les autres. Pour avoir une action positive il convient de connaître quel est le dominant, le promoteur majeur de cette AML.

L'âge du patient doit nous y aider.

➢ Chez l'adolescent avec une alimentation carnée et lactée, l'AML sera plus souvent nutritionnelle, ses capacités de défense étant plutôt efficaces. La surconsommation de protéines d'origine animale conduit à l'AML. La liste des conséquences chez l'adolescent est longue :

- Troubles des hormones stéroïdes, douleurs, troubles des hormones sexuelles.
- Acné inflammatoire.
- Prise de poids par perturbation de l'axe HHT[127].
- Fatigue musculaire par fuite de magnésium, calcium.
- Inflammation, mauvaise réaction aux traitements ostéopathiques.

On peut rencontrer en période de forte croissance une tension dorsolombaire, qui effondre la cyphose dorsale et verrouille les reins. La normalisation de la région D10 L1 permettra une meilleure lutte contre l'acidose. Cependant à cet âge la correction nutritionnelle est primordiale, équilibrer le PRAL de l'assiette est indispensable. Certains aliments comme les fruits séchés ont un PRAL si négatif qu'il peut compenser quelques travers immuables de notre adolescent révolté.

➢ Le jeune adulte tend normalement vers une alimentation plus consciente, ce qui ne signifie pas qu'elle soit adaptée. On rencontre de plus en plus de jeunes actifs qui

---

[127] Hypothalamo Hypophysaire Thyroïdien

pérennisent une alimentation infantile, lait et céréales le matin et même le soir pour remplacer le dîner !

La plupart du temps ils s'astreignent à une alimentation tri-quotidienne, avec un repas vespéral plus abondant que celui de midi.

Deux déséquilibres se dévoilent, le sel, qui est rarement considéré comme un aliment à risque, le sucre aliment plaisir compensant ou récompensant le stress et la frustration de la journée. La consommation de sel est largement sous évaluée car seule la salière est prise en compte, les sels cachés, contenus dans les aliments ou salages avant cuisson, sont souvent oubliés dans la comptabilité.

Le tableau suivant montre la charge sodique des aliments bruts, par portion.

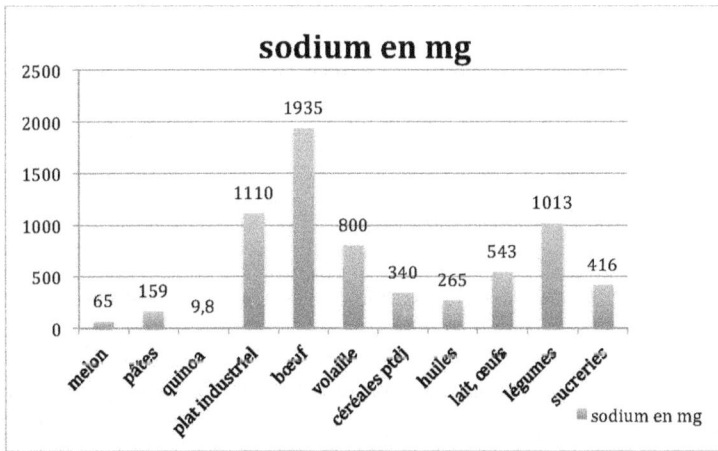

Apports en Sodium par portion[128]

Les apports excessifs en sel vont solliciter les systèmes fermés de contrôle. Les besoins en sodium sont de 1,5g/jour[129]. Cela correspond à 2,5g de sel, soit une bonne

---

[128] Sources : http://nutriments.monalimentation.org/urces
[129] Apports suffisants car il n'existe pas d'AQR, sources
http://www.passeportsante.net/fr/Nutrition/PalmaresNutriments/

pincée. Considérant que le sel est présent dans tous les aliments, nos apports sont souvent excessifs. La consommation journalière moyenne se situe aux alentours de 8 à 10g.

100 g de pain[130] dépassent déjà nos besoins.

Ces mécanismes internes peuvent être freinés par un manque de disponibilité et de mobilité des diverses pompes et récepteurs hormonaux. La surface des membranes cellulaires est une mosaïque fluide, sur laquelle, récepteurs et canaux ioniques, se déplacent. Cette mobilité participe à leur fonctionnalité. Il sera primordial d'avoir un bon équilibre en acides gras membranaires, assurant une fluidité satisfaisante. Des apports insuffisants ou une mauvaise assimilation des acides gras poly insaturés peuvent engager un terrain vers l'acidose.

Pour l'ostéopathe, après avoir modifié le terrain si nécessaire, il sera primordial de contrôler la fonctionnalité pancréatique exocrine.

Dans cette catégorie d'âge, le sport intense pourra aggraver la charge acide. On peut déjà voir apparaître des signes rénaux comme la congestion unilatérale, dénoncée par le test du flan.

Le signe du flan : Le rein est entouré par une capsule adipeuse qui est drainée par une arcade veineuse. Elle longe la convexité de l'organe. Les relations de cette arcade veineuse, décrite par Testut[131] en 1899, montrent des connections avec

• le tissu rénal,

• un réseau péri-urétéral,

• un réseau péri-nerveux (ilio-hypogastrique, ilio inguinal sub-costal) et

---

[130] Moyenne 24g/kg. Le pain le sel, un enjeu de santé publique ? NAFAS vol 1 (BROCHOIRE, 2003)
[131] Traité d'anatomie humaine Tome 4 (TESTUT, 1899)

- la zone tégumentaire du flanc.

Si le rein se trouve en dysfonction de drainage, il sollicite ce réseau de secours, qui provoque un léger œdème de la zone du flanc. En Tapotant du bout des doigts cette région, l'aspect de gélatine dénonce cette congestion.

➢ Chez le sujet âgé, la fonction rénale décline, les déséquilibres sont anciens, la réponse moins efficace, les mécanismes fermés accélèrent la fuite calcique.

Cela constitue le délit le plus grave de cette AML.

Selon de nombreux auteurs, il est admis que l'ostéoporose est une maladie pédiatrique à développement tardif[132]. Un capital osseux se constitue jusqu'à la fin de la croissance et se conserve relativement stable (normalement) jusqu'à la cinquantaine. Le capital commence alors à diminuer, plus ou moins lentement, jusqu'à franchir à un âge variable un seuil potentiellement fracturaire.

Si la pente est douce, ce seuil peut être franchi à 120 ans, âge ou la probabilité de fracture du col du fémur est faible ! Le défi de la post-cinquantaine ne sera donc pas d'augmenter l'accrétion, mais d'éviter la fuite. Selon, Nan Kathryn Fuchs, Ph.D., auteur de *The calcium Hoax*[133](E book), nous avons de grandes réserves de Calcium car ce minéral était normalement rare dans notre alimentation ancestrale. Les réserves de magnésium par contre, du fait de sa présence abondante dans les fruits, les graines et les végétaux, sont faibles. L'alimentation moderne ayant inversé ces données, il convient d'augmenter notre consommation de magnésium et de limiter les apports en calcium pour se protéger de l'ostéoporose. De nombreux auteurs outre-Atlantique soutiennent ce discours.

---

[132] Prévention de l'ostéoporose dès l'âge pédiatrique ? (DUHAMEL, LAURAN,, HAMEL, & BACH, 2002)

[133] The health detective's 456 most powerfull healing secrets (FUCHS N. , 2010) The calcium Hoax (FUCHS, 2006) voir aussi article sur le site : http:// organicconnectmag.com/nan-kathryn-fuchs-phd-the-nutrition-detective-speaks/

Il a été démontré, qu'augmenter la quantité de calcium par la consommation de laitages ne protégeait pas de l'ostéoporose[134]. Cela donne crédit à l'implication de l'AML (voir tableau des PRAL) dans cette pathologie.

Afin de modifier la pente décroissante de cette perte osseuse, il faudra :

o limiter l'acidose par la diminution des aliments à PRAL +, dont la viande de bœuf (13,2) et les fromages (fondus 28,7).

o augmenter les apports d'aliments contenant du potassium à PRAL – (abricots secs -22 ; épinards -14).

o limiter la consommation de sel.

o soutenir la fonction rénale par normalisation mécanique de toutes les dysfonctions interférentes.

Depuis de nombreuses années, certains auteurs [135] dénoncent la controverse du calcium. Ils estiment que l'apport de magnésium facilite l'accrétion, alors que le calcium aurait un effet inverse.

Nous n'avons pas évoqué dans cette revue, l'importance indubitable de conserver un statut correct en vitamine D.

Différents compléments peuvent accompagner le patient dans sa lutte contre l'acidose, mais ils ne seront utiles que pour une durée courte ou moyenne. La correction alimentaire et le soutien ostéopathique de la fonction rénale doivent rester une préoccupation de premier ordre.

---

[134] Milk consumption during teenage years and risk of fractures in olders adults. Harvard Jama pediatrics (FESKANICH, BISCHOFF-FERRARI, FRAZIER, & WILLET, nov; 2013)

[135] *The calcium controversy,* journal of applied nutrition: Dr Guy Abraham, MD, chercheur gynécologue, endocrinologue. (ABRAHAM, 1982)

La perversité de ces symptômes réside dans le temps de latence avant que n'apparaissent des lésions de structure irréversibles. Soulignons donc l'importance de détecter précocement et d'offrir une information claire et étayée à nos patients. Cette simple mission d'instruction apportera de réels changements dans leurs profils pathologiques.

Savoir et le faire savoir…

6. L'intestin grêle

Nous percevons le monde au travers de nos cinq sens. Chacun d'eux nous confie des informations conscientes et des informations qui percutent notre inconscient. Élargissons la notion d'inconscient au delà du cadre freudien ou jungien. L'œil, par exemple, transmet des informations par l'intermédiaire de cellules photosensibles qui n'appartiennent pas au contingent visuel. Ces informations, sur la qualité lumineuse, son intensité, sa durée, transmettent, via le ganglion cervical supérieur, des données à l'épiphyse[136]. Ces quelques cellules battent la mesure de notre système endocrine.

Quand on parle du goût, nous restreignons l'organe de ce sens aux seuls capteurs linguaux, comme si l'information non consciente n'existait pas.
Notre plus grand organe des sens est l'intestin.
Le tube digestif est une porte grande ouverte vers le conscient dans sa partie supérieure et l'inconscient pour ce qui est en dessous.

L'œil voit ce que nous voulons voir. Notre cécité à l'égard de ce en quoi nous ne croyons pas, n'est pas à démontrer. Mais pour autant, ce que nous voyons, change notre comportement, nous adapte en permanence à notre environnement.
Pour le tube digestif il en est de même. On croit savoir que notre cerveau commande ce que nous mangeons. Penser que nous dirigeons intégralement les informations (la nourriture) que nous lui soumettons est une utopie, vite démasquée par ceux qui tentent d'imposer une correction alimentaire à leurs semblables.
Imaginer que ce que nous mangeons n'est qu'une « soupe » de nutriments essentiels destinée à équilibrer le renouvellement cellulaire est réducteur. Chaque « soupe », à composition égale, apporte des informations sur notre environnement, les agressions

---

[136] Ainsi est programmée notre horloge interne via la sécrétion de mélatonine.

qu'il nous réserve, les vertus nécessaires à la survie... Notre intestin observe attentivement notre environnement.

Nos aliments sont plus que des alphabets désordonnés. Ils sont des livres qui racontent l'histoire de notre humanité, de notre lignée, de nos croyances, de nos espoirs... La plupart des religions ont compris cette faculté informative. Elles confèrent à l'aliment la force d'une prière, par des spécificités imposées aux croyants. L'étude des microbiotes intestinaux montre bien cette richesse informative encore méconnue. Qu'est ce qui crée la diversité, la couleur de ce microbiote, sinon l'aliment, livre ouvert sur notre biotope. La science moderne commence à subodorer l'existence d'un code, elle ne sait pour l'instant pas lire ces textes *microbiotiques*.

Vous n'êtes pas convaincu ? Allez donc consommer quelques fruits ou légumes à l'autre bout du monde. Vous comprendrez ce qu'est pour votre intestin la barrière de la langue !

Comme l'exprimait un proche de Darwin, prêtre catholique *« je ne sais pas si l'homme descend du singe mais si c'est vrai, prions pour que cela ne se sache pas ! »*
Raté !

Il est aujourd'hui admis que si nous ne descendons pas du sympathique bonobo, nous partageons avec cet animal quelques glorieux ancêtres et une sexualité inventive. Il y a ainsi, des héritages phylogénétiques qui nous accompagnent avec bonheur. L'immunité innée fait partie de cet héritage et nous le partageons avec l'ensemble des êtres vivants.

Parcourons quelques instants cette histoire.

Il est d'abord nécessaire de rappeler que la défense de notre intégrité est assurée par deux systèmes. L'un est très rapide, universel et prédéterminé, il s'agit de l'immunité innée. Nous construisons l'autre progressivement au fil de nos expériences infectieuses, ce sera l'immunité adaptative.

Comprendre l'immunité n'est pas toujours simple. Cela nécessite pour le néophyte quelques retours sur la biochimie. Le but de ces lignes reste de relever une application pratique pour l'ostéopathe. Nous serons donc succinct.

Bien loin de notre époque, dans le précambrien, nous fûmes poissons avec arêtes, et même, poissons cartilagineux. C'est à ce croisement de l'évolution que nous avons acquis notre immunité adaptative, intelligente, celle qui sait lire son environnement pour être plus performante dans la survie, celle que nous savons vacciner, naturellement ou un peu aidé…

Bien avant les premiers requins, comment nous défendions nous contre les bactéries, virus qui ne pensaient déjà qu'à se nourrir de nos carcasses ?

Avant cette (r) évolution il n'y avait que l'immunité innée pour nous préserver, et apparemment cela a dû bien fonctionner puisque nous sommes là. Cette immunité archaïque toujours présente en nous, trace phylogénique de notre survivance, intervient dans nos relations conflictuelles avec les plus petits.

Nous partageons cette compétence de défense avec tous les animaux, insectes, mollusques, même ceux qui n'ont pas eu la chance de franchir le cap du squelette interne[137] ! Les plantes aussi bénéficient de l'opportunité de cette immunité innée. Tous les êtres vivants partagent cette capacité de contrôle du soi.

Nous lui devons beaucoup ; ses qualités sont la rapidité, la constance, son défaut, l'inadaptation.

Elle est représentée par un comité de surveillance, posté sur toutes les frontières du corps : les muqueuses. Notre muqueuse principale, la plus étendue, est celle de l'intestin.

Cette immense barrière[138] de 32m², reçoit au quotidien, d'énormes quantités de voyageurs qui souhaiteraient entrer, s'installer et vivre à nos dépends. Heureusement ces candidats à l'intrusion sont vite reconnus, par le comité de surveillance, une famille de récepteurs que l'on nomme, Toll récepteurs. Il emprunte son drôle de nom, qui signifie « formidable », à celui d'une drosophile où il a été découvert pour la première fois.

Les Toll Like Récepteurs ou TLR[139] sont donc un héritage qui nous vient d'une époque où le vivant était végétal ou animal primaire non vertébré.

À priori on pourrait penser que ce qui ne concerne pas les vertébrés, ne devrait absolument pas intéresser l'ostéopathe. Erreur!

---

[137] Les invertébrés
[138] Jusqu'à très récemment on lui attribuait une surface de 300m². De récentes études, (*Surface area of the digestive tract much smaller than previously thougth.* University of Gothenburg) (FÄNDRIKS & HELANDER, 2014) ont ramené cette estimation à 32m². Cela reste conséquent.
[139] L'immunité innée. La lettre de l'académie des sciences (HOFFMANN, 2003)

Ces TLR sont extrêmement sensibles à la présence de molécules, certains lipopolysacharides par exemple, que l'on retrouve à la surface de bactéries ou de champignons pathogènes. Pour ces malfaiteurs, la présence de ces molécules est indispensable à leur survie. Ainsi l'évolution ne leur a pas permis de se séparer de ces marqueurs.

Une fois le TLR éveillé par la molécule ennemie, une suite de réactions biochimiques s'engage, ayant pour but la digestion et l'extermination de l'envahisseur.

Ces réactions passent par l'activation du célèbre NFkB (pour Nuclear Factor … prononcez NF Kappa B) qui commande aux noyaux des cellules, la fabrication de substances pro inflammatoires.

Ce NFkB est un chef de guerre qui déclenche l'ensemble de la réponse innée. Il active l'inflammation. On a longtemps pensé à l'indépendance des deux réponses, innée et adaptative. On sait aujourd'hui que la modulation intelligente de l'adaptative est guidée par ce NFkB. L'adaptative reconnaît un nouvel intrus mais n'évalue pas toujours sa nocivité, ce qui pourrait conduire à des réactions démesurées, un génocide d'ours en peluche !

En résumé, notre réponse innée est efficace, rapide et activée par quelques molécules apportées par les membranes des agresseurs. Elle conditionne la réponse inflammatoire générale du corps, notamment par la sécrétion d'un anticorps originel, la Protéine C Réactive (CRP). L'innée module l'immunité acquise en fonction de la pertinence de la réponse.

L'activation de ce NFkB[140] est stratégique pour la résolution rapide des attaques. De son humeur va dépendre l'irritabilité de tout le système immunitaire. Calme et serein il laissera passer quelques offenses. Excité et arrogant il lèvera une armée contre un

---

[140] Récepteurs de type Toll : American Society for Pharmacology and Experimental Therapeutics (ACQUISITO & MAI, 2002)

poil de chat, une coque d'acarien, une protéine alimentaire intrépide qui vient de traverser la barrière entérocytaire ! Cette seconde situation est évidemment la plus commune et sera source de nombreuses pathologies. Pourquoi la balance penche t-elle toujours du même coté, deux hypothèse sont avancées.

Le végétal va jouer dans cette réponse un rôle surprenant et intéressant.
Les végétaux, nous l'avons vu, bénéficient eux aussi de ce système de défense. À ce titre, leur immunité parle le même langage. Ils ont cependant un projet que leurs racines contrarient : ils veulent coloniser des territoires nouveaux.

Hypothèse déterministe :
les plantes n'ont pas de jambes. Malgré tout, elles aspirent aux voyages. Qui n'a jamais vu un figuier se dresser fièrement dans la gouttière d'un toit à six mètres de haut. Elles n'ont pas d'ailes non plus ! Elles vont donc nous (les animaux) utiliser comme des autobus (ou des airbus). Leurs fruits charnus, colorés et appétissants renferment leurs semences (graines). Après avoir succombé à la gourmandise, il convient que notre système de défense respecte cette semence afin que nous puissions le temps d'une digestion, la déposer délicatement sur une terre humide et hospitalière. Ces profiteuses ont appris, au fil de l'évolution, à manipuler nos TLR pour les rendre aveugle et ainsi calmer nos NFkB.
L'évolution est un moteur universel qui ne fait pas de sentiments. Les animaux, face à cette exploitation spoliatrice de nutriments, ont renforcé la vigilance des TLR. Depuis des millions d'années, un équilibre croissant s'est ainsi établi, jusqu'à ce que l'homme, animal récent, s'arrête soudain de consommer ces *végétaux-cul-de-jattes* ! Les TLR eux, attendent des signaux modérateurs. Le NFkB est en vigilance maximale, l'inflammation règne sur la cellule humaine.

Deuxième hypothèse :

Moins épique, les plantes partageant le même système immunitaire ont développé une auto tolérance qui freine le NFkB. Nous en bénéficions tant que nous les consommons.

Si ces hypothèses n'ont pas pour l'instant trouvé de preuves tangibles, elles nous portent à rêver à un monde unifié par une entraide mutuelle de tous les êtres vivants. Alors, on se prend à y croire.

Rassurons nos lecteurs cartésiens dubitatifs avant qu'ils ne referment ce livre. Quelques études ont opportunément mis en évidence l'action inhibitrice de composés végétaux sur nos NFkB.

L'ostéopathe

Il porte un intérêt particulier à la qualité de mobilité des anses du grêle, siège de ces mécanismes.

Le grand omentum, par son action sur la fibrinolyse et la fibrogénèse, joue un rôle déterminant dans cette synergie. Il sait autant figer le mouvement que le libérer. En cas d'agression, il convient d'isoler la zone atteinte. Une fois le problème résolu, il faut rétablir la mobilité initiale. Une zone grêle peut se figer, et se maintenir inutilement en isolement. L'intervention de l'ostéopathe va rétablir le glissement normal du grand omentum sur les anses et apporter une solution à cette dysfonction.

L'efficience des systèmes que nous venons de décrire est soumise à un parcours lymphatique sans frein. Ce système de drainage trouve sa vigueur dans la mobilité des organes qu'il draine sur tout le parcours des vaisseaux, jusqu'à leurs confluences veineuses. La biomécanique conjuguée des anses, du foie, de l'estomac, du diaphragme et des côtes sera déterminante pour assurer la régulation immunitaire.

Alimentation

La commande des TLR devra cependant être modulée par l'apport de ces végétaux *trompeurs*. Malgré tout, leur présence dans notre alimentation se fait rare et l'inflammation accompagne souvent l'hôte. Elle est dénoncée par une augmentation modérée mais constante des CRP, entre 1 et 5mg/l.

La correction nutritionnelle apportera une amélioration appréciable. Plusieurs aliments ont démontré leur efficacité et peuvent être conseillés en consommation journalière dans ce but.

Le plus connu est le curcuma[141] qui a démontré sa capacité à moduler le NFkB et à améliorer l'arthrite. La valeur de cette épice est incontestable. Son utilisation peut être envisagée sous forme alimentaire, en apport quotidien, ou sous forme de complément alimentaire où les taux de curcumine disponibles sont augmentés.

Les épigallo catéchines du thé vert ont aussi révélé leur effet sur l'inhibition du NFkB.[142]

Ces deux aliments ont des vertus antioxydantes qui vont concourir à la diminution de l'inflammation de bas grade.

La consommation de légumineuses au quotidien est aussi à conseiller.

La complémentation

---

[141] Efficacy and mechanism of action on turmeric supplement in the treatment of experimental arthritis rheum. University Arizona (FUNK, FRYE, & et al, 2006)
[142] Effets des épigallo-catéchines 3-Gallates ou EGCG sur le NFkB et le P53 (DEMEULE, 2005)

En ce qui concerne les compléments alimentaires, le resvératrol est à l'honneur. De nombreux laboratoires ventent ses bienfaits. Des études récentes, indépendantes accréditent son action positive sur le NFkB[143].

Les Rho iso-alpha acides du houblon sont aussi proposés pour réduire la voie du NFkB et diminuer les marqueurs inflammatoires associés à l'os et à la dégradation du cartilage[144]. La consommation de compléments comme les THIAA (acide tétra hydro iso alpha) peuvent être soumis à contre-indication, notamment en association avec des anticoagulants, car ils modifient l'action du cytochrome P450. Les laboratoires qui commercialisent ces produits proposent une information claire à ce sujet.

La liste des modulateurs du NFkB est longue. Beaucoup de laboratoires ont leurs formules, leurs propres études et des produits dont la biodisponibilité n'est pas toujours à la hauteur du seuil d'activité.
Votre expertise permettra de faire le tri.

---

[143] Resveratrol suppresses TNF-induced activation of nuclear transcription factor NF-kappa B, activator protein-1, and apoptosis : potential role of reactive oxygen intermediates and lipid peroxydation (MANNA, MUKHOPADHYAY, & AGGARWAL, 2000)
[144] Rho iso alpha acides du houblon inhibent la voies GSK3/NFkB et réduisent les marqueurs inflammatoires associés à l'os et à la dégradation du cartilage. Anti inflammatory mechanism of rho-iso-alpha acids from hop extract. (VEERA REDDY KONDA, ANURADHA, GARY, JEFFREY, & MATTHIEU)

Chacun de nous est plusieurs à soi tout seul, est nombreux, est une prolifération de soi-mêmes. Fernando Pessoa[145]

F. Pessoa parle de ces êtres mouvants, perceptifs, jouissants qui cohabitent en nous. Il nous plonge dans un questionnement métaphysique et nous conduit vers la réalité de notre existence physiologique.

Cette existence plurielle démarre très tôt dans le ventre des mères. Elles colonisent leurs fœtus, juste retour des choses, de quelques bactéries de leurs flores vaginale et rectale, qui migrent vers le tube digestif, bien avant la naissance. Le nourrisson ne nait pas *germ free* comme nous le pensions il y a quelques années.

L'accouchement est un grand moment d'échanges, de charge bactérienne. Les lèvres de bébé au contact du vagin maternel, sont le vecteur d'un ensemencement bénéfique. C'est une véritable lecture de l'environnement qui commence. Ces bactéries sont une mine d'informations, sur le territoire, l'alimentation où il est promis à vivre. Elles sont aussi le reflet de la génétique des deux parents, il y a même dans ces organismes, traces de la propre naissance de la mère et traces du père qui fréquente aussi ces lieux.

Dans le ventre, qui l'a protégé pendant 39 semaines, il fût un étranger d'un point de vue immunitaire bien sûr. Le climat était à la tolérance, on nomme ce statut Treg, du nom des lymphocytes qui orientent cette réponse. C'est dans ce climat que le nourrisson ouvre ses muqueuses au monde. Petit à petit, il adopte les bactéries de sa mère, de son vagin, de son lait, de sa bouche qui nettoie la sucette tombée. Plus tard vers six mois un an, ces micro-organismes proviennent de sa cuisine sauf si   de

---

[145] Fernando Pessoa, écrivain portugais. Le livre de l'intranquilité, P33 Édition C Bourgeois

stériles petits pots comblent ses besoins caloriques. Ces colons colorent son côlon des nuances du monde qui l'entoure.

Grâce à ces visiteurs :

➢ L'immunité se bâtit chez le nourrisson vers une excellente défense contre les bactéries pathogènes. Ce statut est alors nommé TH2[146].

➢ Toute la vie, ces bactéries vont continuer à moduler notre immunité, adapter nos réactions inflammatoires.

➢ Ils vont construire et entretenir les liens qui unissent les entérocytes entre eux et élaborer ce que nous appelons la « barrière intestinale ».

➢ ils vont participer à la synthèse de certaines vitamines.

➢ ils vont digérer les fibres et les polysaccharides qui ont échappé aux enzymes, les transformer en acides gras à courtes chaines pour nourrir les colonocytes.

➢ Ils vont digérer certaines protéines que les enzymes ont délaissées.

➢ Ils vont épurer notre sang de composés encombrants comme les acides oxaliques.[147]

➢ Ils vont attaquer certains pathogènes, directement avec des substances toxiques pour eux, ou juste occuper une place et les empêcher de s'installer.

➢ Ils sont une véritable identité de chaque individu, à la fois témoin de sa génétique, de ses ascendants et de ses relations passées avec l'environnement.

---

[146] TH2 : T Helper de type 2 ou immunité humorale; cette voie de l'immunité s'adresse aux agresseurs extracellulaires, bactéries, champignons, protéines allergènes… Elle déclenche notamment la synthèse d'immunoglobulines spécifiques par les lymphocytes B. Elle se différencie de l'immunité de type TH1, immunité cellulaire, qui protège contre les virus, prions et les cellules dénaturées.

[147] Une flore, l'oxalobacter formigenes, épure le sang des acides oxaliques. Comitee for veterinary medicinal products oxalic acid. Eurpean agency for the evaluation of medicinal products. (EMEA, 2003). Oxalobacter formigenes strain HC-1 for the treatment of primary oxaliuria (ORPHAN DESIGNATION, 2006-2013)

> Certaines pathologies semblent être caractérisées par l'équilibre de ces microorganismes, sans que l'on sache encore avec certitude, s'il s'agit d'une cause ou d'une conséquence.

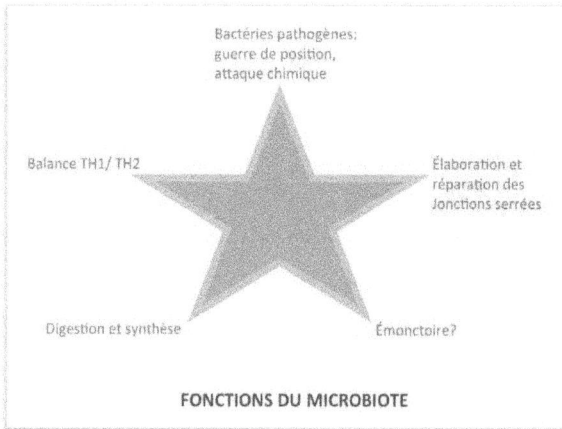

Bactéries pathogènes: guerre de position, attaque chimique

Balance TH1/ TH2

Élaboration et réparation des Jonctions serrées

Digestion et synthèse

Émonctoire?

FONCTIONS DU MICROBIOTE

Combien d'autres fonctions de ce microbiote échappent encore à notre connaissance ? Il ne s'agit là que de la partie émergée d'un iceberg. La physiologie humaine devra intégrer la biologie de ces bactéries.

La barrière, le filtre intestinal, est maintenant quasiment imperméable aux grosses molécules. Elle permet, à partir de huit ou dix mois, de consommer des protéines sans qu'elles ne passent directement dans le sang et mettent en alerte inutilement le système immunitaire.

Le milieu interne est défendu contre les agresseurs par un système de reconnaissance très performant qui surveille les structures protéiques. Elles sont normalement présentes à la surface des bactéries et des virus, on les retrouve parfois même après la destruction de l'importun. La protéine étrangère dans le milieu interne est donc synonyme de réaction immunitaire, d'inflammation. Cette inflammation nous l'avons vu est systémique, elle concerne toutes les muqueuses. À l'état physiologique, les protéines alimentaires ne doivent pas se retrouver dans le sang en quantité importante. L'internalisation passe donc par des processus digestifs qui décomposent les chaînes protéiques en acides aminés ou en micro-peptides, garantis sans potentiel antigénique. L'intégrité de la barrière intestinale est donc une nécessité physiologique et conditionne la santé de toutes les muqueuses.

L'étape de la diversification alimentaire va préciser ce microbiote par l'introduction de nouvelles souches et par l'apport de fibres fermentescibles qui vont favoriser le développement de souches favorables. Cette diversification ne devra pas être précipitée, car elle pourrait forcer la barrière intestinale et compromettre l'établissement de son imperméabilité. Elle se fera en adéquation avec l'environnement réel de l'enfant, sans lui donner des informations erronées sur son biotope. Les aliments exotiques sont des leurres pour ses muqueuses.

Voilà comment, nous sommes devenus des éleveurs, 10^{14} bactéries que nous nourrissons au quotidien.

Croire en un système figé, déterminé par notre environnement péri-partum, serait une erreur. Ces souches sont en transit permanent, une partie des selles quotidiennes sont des bactéries[148] qui ont terminé leur office.

Les années passent, nos véritables amies pour la vie, entretiennent au mieux notre barrière de 32m^2. Le paysage change, du lait maternel fondateur, aux purées de légumes *bios*, un jour elles croisent la cantine scolaire. Elles vont devoir résister aux aléas pathogènes de la restauration collective.

Le manque de temps, la télévision et ses messages *santé*, perturbent l'équilibre alimentaire. Surviennent alors les céréales avec les aflatoxines, le lait avec ses

---

[148] Entre 1 à 100 milliards de bactéries par gramme de selle.

protéines solubles antigéniques qui maltraitent la barrière, quelques médicaments qui dégradent notre pauvre microbiote.

À chaque anniversaire un liquide acide et sucré (sodas), les douche violemment. L'adolescence éloigne un peu plus l'enfant des plats maternels, la nourriture du microbiote est alors confiée à la générosité des fast-foods. Les fibres se font rares, les sucres les plus lents sont de vraies bombes insulinogènes. Les sucres rapides consolent bien des tristesses[149] de cet âge ingrat.

Tous ces changements vont reconduire le jeune adulte vers l'enfance! La barrière intestinale se détériore, les jonctions entérocytaires ne sont plus aussi étanches et un jour, il retrouve son intestin de nourrisson. C'est bien sûr une image, pour évoquer ce syndrome bien connu, l'Hyper Perméabilité Intestinale (HPI). Les Anglo-saxons parlent de Leaky Gut Syndrome, LGS.

Beaucoup de symptômes sont rattachés à ce problème, car il concerne le système immunitaire. De grosses protéines franchissent l'intestin avant d'avoir été fragmentées par les enzymes. Elles se retrouvent dans le milieu interne qui va tenter de les exterminer comme si elles étaient dangereuses. Il y a sur-stimulation de l'immunité TH2, immunité qui régule les agresseurs extracellulaires. C'est une réaction qui ressemble à une allergie, mais qui n'en est pas une, puisque le système immunitaire n'est pas en cause. Il fait juste son travail avec conscience et obstination. On a dit qu'il était adaptatif... Pas intelligent !

Sur ce terrain, super défensif en TH2, la balance immunitaire sera déficiente du coté TH1. Le patient devient incapable de se défendre correctement en cas d'infection par un agent pathogène intracellulaire, un virus. Certains auteurs avancent que l'itération de ces stimulations aberrantes va favoriser l'expression de bugs auto immuns, et donc rendre plus probables ou plus précoces l'apparition de maladies auto-immunes.

---

[149] Voir les neuromédiateurs et le sucre

À quel âge peut on être frappé d'HPI ?

À tout âge. Cela dépendra des agressions subies par l'intestin. Deux périodes semblent à risque :

➢ L'enfance par les nombreuses agressions médicamenteuses et la grande consommation de lait.

➢ À partir de la quarantaine, certainement du fait du cumul des agressions et de l'alimentation d'un l'adulte plus préoccupé par ses heures de travail que par son hygiène digestive. Le temps dévolu au repas diminue constamment et les avancées sociales ne semblent pas jouer en notre faveur.

Quelles sont les conséquences d'une HPI ?

• Des troubles locaux digestifs, inflammation de la muqueuse, l'intestin grêle devient sensible à la palpation. Des intolérances ou simplement une sensibilité[150] peuvent apparaître pour les farines contenant du gluten.

• Des troubles à distance, liés au système immunitaire : infections de la sphère ORL, inflammation péri-articulaire, hypersensibilité ou atopie.

• Des troubles à distance non immunitaires : pathologies d'encrassage, douleurs tendineuses, fatigues inexpliquées.

L'ostéopathe

Comment peut-il approcher ce terrain ?

Son premier rôle sera de le reconnaître et de le faire reconnaître au patient, qui peut être surpris, l'incidence digestive. Ce LGS est à présent de plus en plus reconnu. Il est facile de trouver de la documentation sur le sujet. Le patient souffre de nombreux troubles, inflammatoires et infectieux, même à distance de l'intestin. Cela peut se manifester par des otites, des angines, des douleurs diffuses. Le tropisme de

---

[150] À ne pas confondre avec l'allergie.

l'inflammation dépendra de l'âge du sujet et évidemment des dysfonctions anatomiques.

D'un point de vue palpatoire, l'intestin grêle, principalement la zone jéjunale sera sensible et la palpation même douce déclenchera douleur ou inconfort. On peut rencontrer sur cette zone gauche une fixation du grand omentum. Une fois reconnue, enlevez vos doigts de l'intestin grêle ! Toute intervention locale ne va faire qu'aggraver la situation.

Pour les septiques, la détection peut se faire par une biologie spécifique, qui dosera dans les selles, la calprotectine, la β2 défensine pour vérifier une inflammation et les IgA sécrétoires pour l'HPI.

Comment améliorer la nutrition du tissu :

➢ Le système lymphatique : la liberté des quatre chaînes trans-thoraciques est à évaluer sur tous leurs trajets.

➢ Le système veineux : les rapports de la loge péritonéale postérieure sont à normaliser.

➢ Le système artériel : les rapports neurovégétatifs vertébraux doivent être corrects.

➢ Le foie : une normalisation douce qui n'agresse pas l'intestin peut être souveraine.

➢ Dans le cas d'une stase colique, qui favoriserait le développement excessif de souches locales, il convient de lever le frein aux flux et rendre à la flore un transit nécessaire. À chaque niveau, côlon ascendant, transverse, descendant ou sigmoïde, il existe une flore qui varie durant les repas et de la cinétique de passage des matières. Il faut veiller à ce que, mécaniquement, il n'y ait pas de perturbations, que le flux soit régulier. La mobilité et la fonctionnalité neurovégétative de tout le côlon seront correctement évaluées et traitées sans agresser l'intestin grêle.

L'alimentation

Elle sera corrigée, pour éviter de perpétrer les dégâts. Sans corrections alimentaires, point de salut.

L'éviction des protéines de lait liquide est déjà une base. Elles sont les plus agressives, les plus rapides car ne nécessitent que très peu de transformations pour se présenter à la barrière. Contrairement à une idée reçue, les caséines de lait de vache ont sensiblement le même poids moléculaire que celle des laits de brebis et de chèvre, autour de 20.000 daltons. On remarquera toutefois que les micelles de caséines de chèvre[151] sont plus grosses, donc leur digestibilité, et leur agressivité légèrement moindre. En fonction de l'alimentation d'origine, de la compliance du patient, on demandera une diminution ou une éviction totale des gros apports. Nul besoin de chasser la moindre protéine de lait, il ne s'agit pas d'une allergie mais d'une sensibilité.

Les résultats seront à la hauteur du suivi.

Ne pas remplacer par des protéines de soja, même si en tant que phyto- œstrogènes elles auraient tendance à refermer les jonctions serrées[152]. Cette disposition n'a pas livré de résultats satisfaisants. De plus, leur digestibilité incomplète favorise le développement d'une flore de fermentation qui peut déclencher un certain inconfort.

La flore intestinale devra être alimentée. Se préoccuper de la présence de fibres fermentescibles, qui constituent ses nutriments est fondamental. Comme l'écrit

---

[151] Les différents laits et leur complexité. Thèse de doctorat en Pharmacie (LAFITTEDUPONT, 2011)

[152] La barrière intestinale, une nouvelle cible des estrogènes et des xéno-estrogènes. Thèse de doctorat Université Paul Sabatier Toulouse (BRANISTE, 2011) Thèse de doctorat Université Paul Sabatier Toulouse: effets protecteurs des estrogènes sur l'insulino-résistance et le diabète de type 2. (RIANT, 2009)

Bruce German au sujet du nourrisson, il est aussi important de nourrir les micro-organismes que de nourrir le bébé[153].

Toute notre vie il faudra nourrir ce microbiote :

•   Les fructanes, contenant des Fructo Oligo Sacharides (FOS) et de l'Inuline: Banane (verte) – Pissenlit – Asperge – Topinambours (avec modération) – Ail – Cœurs d'artichauts – Poireaux – Oignons — Salsifis

•   Des amidons résistants : Bananes – Pommes de terre cuites et consommées froides – Haricots blancs – Lentilles – Pois chiches – Riz blanc…

Nous trouverons un juste équilibre en associant la consommation de légumineuses, de fruits et de légumes fibreux.

La complémentation

Prendre de l'aspirine calme les maux de tête, mais il faut arrêter de se donner des coups de marteau sur le crâne si l'on veut qu'elle soit vraiment efficace ! Entendez que la complémentation ne sera intéressante que si on a compris l'origine de l'HPI et que l'on a stoppé les causes.

Le complément le plus adapté sera le probiotique, car c'est la flore intestinale qui a construit, à l'origine, la barrière intestinale, elle pourra donc la réparer.

Le sujet est vaste et un ouvrage ne suffirait pas à poser une information exhaustive sur le sujet.

Le constat de l'offre aujourd'hui est affligeant. Le probiotique est mis à toutes les sauces ! Porté par la mouvance micronutritionnelle et en vertu du principe que *plus on en met, mieux cela marche*, on lui prête des bienfaits que le produit ne mérite pas toujours.

La définition est claire, la définition éclaire :

---

[153] Human Milk Oligosaccharides : evolution, structures and bioselectivity as substrates for intestinal bacteria. (GERMAN, SAMARA, CARLITO, & DAVID, 2008) publié par l'Université de Californie: microbe magazine, juin 2012 American Society for Microbiology

Probiotique : Micro organismes vivants qui, lorsqu'ils sont administrés en quantité adéquate, produisent un effet bénéfique sur la santé de l'hôte.[154]

Un micro-organisme mort n'est pas un probiotique.

Leur quantité doit être suffisante pour survivre au milieu acide de l'estomac et parvenir en nombre conséquent dans l'intestin.

Ils doivent produire un effet, favorable, pour mériter le nom de probiotique.

Conseiller aujourd'hui de prendre *un* probiotique, est comparable au médecin qui vous ferez une ordonnance pour *un* produit de la pharmacie !

Lequel ?

Pourquoi ?

Posologie ?

C'est pourtant ce que l'on entend souvent.

Chaque probiotique a une action. Chaque souche a une action. À un mélange de souches correspond une réponse de l'intestin, étudiée, in vitro, in vivo. Chaque souche doit être génotypée, son nom ne suffit pas à la qualifier. Il y a des quantités de bifidobactérium lactis, par exemple.

Leur dosage doit être suffisant. On commence à 4 milliards d'individus pour les nourrissons, jusqu'à 40 milliards pour des pathologies lourdes chez l'adulte.

La capacité de survivance a été étudiée. L'adhésion à la paroi a fait l'objet d'expérimentations.

Le problème est posé : toutes ces études ont un coût. Elles sont un investissement dans lequel se lancent les laboratoires sérieux. Ces derniers achètent les droits d'utilisation de ces souches, protégeant ainsi l'investissement des expérimentations.

Le succès des probiotiques s'est construit sur ces quelques laboratoires. Certaines marques, vendent des mélanges de souches qui ne peuvent démontrer aucun effet,

---

[154] FAO 2001. Probiotiques et prébiotiques par la World Gastroenterology Organisation (GUARNER, et al., 2011

pour les souches proposées. Certains jouent sur les noms génériques, attribuant à leurs souches des effets validés sur d'autres bactéries. Évidemment leur prix est plus bas, mais leurs actions insignifiantes.

Que peut on attendre d'un probiotique ?

o Une action spécifique : la stimulation de la production de telle interleukine, un équilibrage immunitaire chez le nourrisson non allaité, la digestion de tel aliment, la synthèse de telle vitamine, la reconstruction des jonctions serrées, de la barrière intestinale, une action anti-inflammatoire intestinale, générale, la lutte contre un envahissement bactérien pathogène, stopper une diarrhée, corriger une constipation, rééquilibrer la flore après antibiothérapie… Chaque mélange aura été étudié pour une action spécifique. Il n'existe pas de *couteau suisse* (panacée) en matière de probiotique !

o Une action temporaire : le probiotique passe, son action est certaine, durable, mais on ne « change » pas sa flore[155], elle reviendra à son équilibre d'avant l'agression.

o L'action d'un probiotique, malgré toutes les études menées, sera dépendante du microbiote en place, propre à l'individu. Il faudra parfois ajuster la prescription en fonction du sujet.

Le probiotique sera indiqué pour une durée déterminée, sauf dans quelques cas de pathologies chroniques où le micronutritionniste peut être amené à maintenir un apport régulier pour palier à des troubles importants comme pour les Maladies Inflammatoires Chronique de l'Intestin (MICI).

Certains compléments peuvent agir par l'apport de nutriments pour ces bactéries. Il

---

[155] En l'état actuel des connaissances. Des travaux sont en cours sur la transplantation de flore pour le traitement des infections à clostridium (Professeur Laurent Beaugerie) et le traitement de la maladie de Crohn en rémission par la greffe fécale, (docteur Harry Sokol). Service de gastro-entérologie hôpital Saint-Antoine Paris et INSERM. Résultats pour 2015. D'après un article paru le 06/01/14 dans le Figaro.

s'agit des prébiotiques. Leur consommation peut accompagner la prise de probiotiques, la suivre ou même la remplacer.

La prise de L glutamine peut aussi être conseillé afin de faciliter la reconstruction des jonctions serrées.

À l'inverse du concept de probiotique, certains thérapeutes préconisent la consommation de compléments alimentaires à base d'huiles essentielles en association avec des champignons, pour lutter contre une prolifération bactérienne excessive et néfaste. Un test respiratoire adapté permet de définir le type de dysbiose en cause.

Notre santé est donc largement guidée par ce *bétail* que nous entretenons et qui nous aide dans bien des missions physiologiques. C'est une véritable symbiose. Apprenons à le connaître, à le respecter, à le nourrir comme il le mérite.
Il est nous, nous sommes lui.

7.   Le cerveau

Avec Franz Joseph Gall l'anatomie du cerveau passera du jambon au chou-fleur !
Derrière cette surprenante prédiction se cache une extraordinaire avancée médicale.
Gall est avant tout un anatomiste qui révolutionne la dissection du cerveau.
Jusqu'alors et depuis Aristote, on découpe le cerveau en tranches comme un vulgaire
jambon. On croit que les nerfs ont tous leurs origines dans le cervelet, que le cerveau
a deux fonctions, la transmission de l'esprit et de l'âme. Cette transmission se faisant
par l'intermédiaire des cavités ou des ventricules et par le Liquide   Céphalo-
Rachidien.
Gall dissèque en respectant, pour la première fois, les lobes, scissures et
commissures. Il distingue la substance blanche de la grise, découvre la myéline qui
entoure les nerfs. Gall tente de prouver que l'esprit opère par l'intermédiaire de
nerfs, idée plutôt farfelue pour l'époque. Il développe une théorie associant la forme à
la fonction, la personnalité à la morphologie du cerveau et du crâne. À chaque région
du cerveau doit correspondre une fonction, une capacité de l'individu. Ses
conférences feront sensation en 1802 à Vienne mais l'Église et la cour lui interdiront
de continuer la propagation de telles hérésies.
Ces idées vont déboucher, sous la plume d'un de ses élèves, Johann Gaspar
Spurzheim, sur une pseudoscience, la phénologie. Cette dernière est très en vogue
aux États Unis à l'époque de Still où la *cranioscopie*[156] dévoile, personnalité et
aptitudes de ceux qui se laissent caresser le crâne.
L'ostéopathe sans sombrer dans cette croyance, va s'intéresser aux fonctions
cérébrales et explorer l'aspect mécanique cérébral.

---

[156] La forme du crâne détermine la personnalité de l'individu. Elle est, selon le médecin italien
Cesare Lombroso, déjà inscrite à la naissance. Ses thèses sur *le criminel né* préfigurent les
dérives qui seront le cauchemar du XXème siècle.

Still en 1914 suggère l'ouverture d'une institution consacrée aux traitements des troubles psychiques. Le *Still-Hildreth Sanitarium*[157] fonctionnera jusqu'en 1968. Les résultats de cette prise en charge, purement ostéopathique, sont étonnants[158] et il faudra l'arrivée des neuroleptiques pour que cet établissement ne semble plus adapté à son époque.

Avec William Sutherland [159], l'ostéopathe découvre un mécanisme osseux, membraneux, liquidien. Il plonge peu à peu vers l'infiniment ténu, le microscopique, le chimique, l'énergétique, l'électrique[160].

Aujourd'hui on connaît mieux ce compartiment. La biologie nous permet de suivre le voyage du nutriment au travers des différents filtres. L'émotion est observable au sein de la synapse. Elle est, un instant, chimique, puis électrique. Le rêve de Gall se réalise, la rencontre du psychisme et de la biologie.

Pour ce qui concerne l'âme, il faudra encore attendre un peu ! C'est à ce voyage que nous invite la micronutrition.

---

[157] La psychologie de Gerda Boyesen. Une voie pour l'ostéopathie ? Mémoire de fin d'étude au CSOF Toulouse (PERSONNAZ, 2014)
[158] Osteopathic and « old school » Results in mental deseases Vol 33 n°8 (MERRIL, Avril 1934)
[159] *Le crâne en ostéopathie* (RATIO, 2012)
[160] *Ostéopathie et médecine du futur, la vie et l'œuvre de Robert Fulford* (COMEAUX, 2005)

Les troubles psychiques peuvent-ils avoir une origine biologique, métabolique, nutritionnelle ?

Notre propos va bien sûr exclure les dépressions réactionnelles aux accidents de la vie, les dépressions innées familiales, qui relèvent d'un accompagnement psychologique.

Quelles que soient vos origines académiques (votre école!) le sujet des troubles neuropsychiques a bien souvent été enveloppé de mystère, voire de mysticisme, qui conduit quasi inévitablement l'étudiant, quelquefois dès sa deuxième année, à acquérir un des best-sellers en la matière, *libération somato émotionnelle et au delà*, de John E. Upledger.

Qui n'a pas dans sa bibliothèque cet ouvrage?

À partir de cette base, de nombreux ostéopathes ont décliné la méthode en de multiples prises en charge, séduisants cocktails de médecine chinoise, de thérapie comportementale, de lithothérapie… La messe est dite, l'ostéopathie somato-émotionnelle, énergétique sera la seule réponse aux troubles psychiques. Ces modèles psychanalytiques appliqués au corps peuvent apporter de réels bienfaits et permettre à certains patients d'émerger, de trouver par ce point d'appui somatique, une voie vers la guérison.

Il faut cependant reconnaître des cas d'échappement, des cas qui ne répondent pas à ce type de prise en charge. Admettons aussi que l'inexpérience ou l'immaturité de quelques thérapeutes en quête de recettes magiques, stérilise le modèle.

L'environnement peut-il constituer un maillon faible dans la résolution de ce conflit ?

Et si l'origine était plus biologique que psychique ?

Et si l'ouverture vers le psychisme passait par la normalisation biologique?

Et si nous trouvions dans la *règle de l'artère,* un *path*[161], un sentier, vers la santé?

La règle de l'artère est reine, au sens propre, signifie que nous devons nous préoccuper de l'acheminement du sang vers l'organe, de son drainage mais aussi des nutriments qui sont véhiculés par cette artère de vie.

Par la combinaison du soleil, de la terre, de la plante et de l'animal, le nutriment est conçu. Il doit atteindre l'organe. Le trajet est long et l'artère anatomique n'est qu'un maillon de la chaîne. Il semble évident que cette *artère*, sous la plume de Still, soit une métaphore qui donne une dimension universelle à son propos.

Ce n'est pas une révélation, les ostéopathes se sont, depuis le début, intéressés au contenu de l'artère.

Mais celui qui est allé le plus tôt et le plus loin sur ce chemin, est cet auteur ostéopathe qui en 1982 lance une étude pour le moins osé : *Problèmes de comportement de l'enfance.*

Cette étude menée sur 41 enfants atteints de syndrome autistique dans un centre spécialisé va s'étaler sur trois ans. Elle prendra en compte des paramètres physiques, posturaux et des dysfonctions ostéopathiques ainsi que des paramètres chimiques, par le biais d'analyses de cheveux et de sang.

Elle démontrera l'implication des polluants environnementaux et des carences en oligoéléments dans des troubles du comportement.

Voilà un ostéopathe qui s'adonne à la micronutrition bien avant l'heure et sans le savoir!

Cet article passionnant a été publié dans *The journal of applied nutrition* en 1982.

N'oublions pas de citer son auteur, peut-être le connaissez vous ?

John E. Upledger, DO.

---

[161] Le chemin en anglais

En guise de rappels physiologiques

Que les spécialistes en la matière pardonnent les quelques libertés que prend ce paragraphe pour simplifier le sujet.

➤ Principes :

Un des éclairages majeurs qu'apporte la micronutrition à l'ostéopathe est celui de la notion de compartiments.

Imaginez le corps comme une succession de compartiments emboîtés les uns dans les autres, dont la perméabilité serait capricieuse, dépendante du substrat.

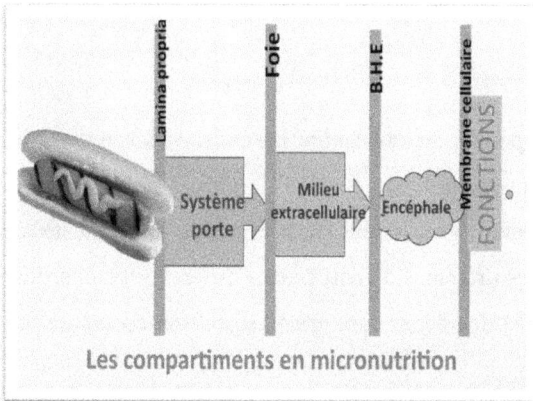

Les compartiments en micronutrition

Imaginez le compartiment le plus profond, le plus difficile à atteindre, le plus protégé, le plus étroit mais aussi un des plus puissants. Vous êtes dans le neurone central.

Ces boîtes sont des passoires et chaque substrat, dans chaque compartiment peut-être utilisé sur place et, ou rejeté au dehors ; une fuite qu'il va falloir limiter, ou compenser en conséquence de la perte.

En pratique :

➤ Les compartiments :

o Le premier compartiment est l'aliment lui-même; nous ne consommons que très rarement des corps simples, prêts à l'emploi.

Nous absorbons (au sens intestinal) des acides aminés, des dipeptides, mais nous nous gavons de grosses protéines enrobées de bonnes (succulentes) graisses animales !

o Deuxième compartiment, l'espace portal; hormis quelques lipides favorisés qui shuntent cet espace par le système lymphatique, la plupart des micronutriments doivent traverser le foie.

o La gare de triage hépatique franchie, l'espace extracellulaire sera le troisième. Cet espace est à haut risque de fuites (par utilisation) car en connexion avec tous les organes.

o Le quatrième, la barrière hémato-méningée, notre nutriment entre dans le neurone central.

➢ L'épopée de la dopamine

L'histoire pourrait commencer par un Acide Aminé Essentiel, la phénylalanine ou mieux encore sa descendance, la tyrosine[162].

Cette tyrosine, comme ses semblables, entre dans la ronde permanente de la construction et déconstruction des protéines du corps, dans différents compartiments.

La récupération est de mise car la denrée est rare, triage sélectif et économie ont été inventés par notre vie biologique.

Bien sûr il y a des pertes irrécupérables, des fuites inévitables et il faut un apport quotidien à même de compenser ces manques.

Le premier compartiment (l'aliment) apporte autour de 50% de ce turn-over quotidien, issus de notre voracité carnivore[163], mais aussi d'une forme d'autophagie puisque nous absorbons le produit de la desquamation cellulaire intestinale.

Notre Tyrosine, bien libérée de ses homologues par diverses protéases, peptidases,

---

[162] La phénylalanine (Ph) est un des 20 acides aminés essentiels. Il peut se transformer en tyrosine mais pas suffisamment pour répondre aux besoins, la tyrosine est donc un semi essentiel.
[163] 50% des protéines sont d'origine animale dans les pays riches. Généralement plus arides en AA essentiels, le blé et le soja complets sont cependant bien pourvus pour Ph et Tyr.

arrive aux portes de l'entérocyte, impatiente de se jeter dans le flot de l'espace cave. Malheureusement pour elle, la porte qui lui est dévolue ne lui est pas réservée : 6 prétendants (acides aminés) pour un même passage (récepteur). La dure loi de la compétition opère et là, le nombre sera décisif. En fonction de la teneur de la protéine en tyrosine, son passage sera favorisé ou pas.

Elle passe donc la porte magique et se retrouve dans cette antichambre, le foie, grand constructeur de protéines.

Les besoins sont-ils accrus ? Infection, inflammation, transports d'hormones, elle sera distribuée au service de l'immunité ou de la gestion endocrine.

Un besoin énergétique impérieux et notre tyrosine est jetée dans le fourneau du cycle de Krebs !

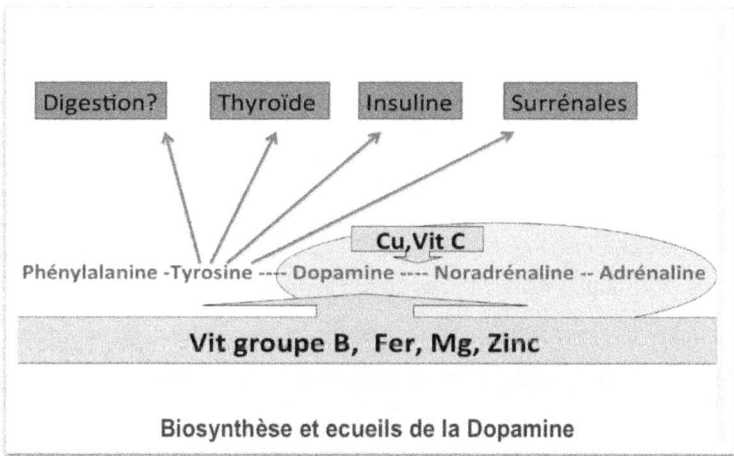

Biosynthèse et ecueils de la Dopamine

Elle survie à ces périls et passe le cap vers la circulation générale.

Notre tyrosine est alors très convoitée :

- les surrénales la réclament, pour déjà en faire de l'adrénaline,
- le cortisol la pousse au fourneau,
- l'insuline la fait entrer dans la cellule somatique (injuste incarcération !),

• la thyroïde veut en faire une hormone vitale…

Inflammation, stress, hyperinsulinisme et hyperthyroïdie seront des conditions défavorables à la poursuite du périple de la tyrosine vers le centre de l'humain !

Elle réchappe finalement à tous ces écueils, du moins subsiste t-elle en quantité suffisante pour se présenter aux confins de notre cerveau, devant la barrière hémato-méningée (ou Barriere Hémato Encéphalique). Encore une compétition d'entrée et elle pénètre enfin le neurone central.

La tyrosine doit se faire *L dopa* avec un peu de fer et de vitamine B3, puis une pincée de magnésium, de zinc, de vitamine B2 et B6 feront d'elle une vraie dopamine.

Elle va pouvoir enfin participer à la noble tâche de la transmission de l'influx nerveux, de l'information, quelques milliardièmes de secondes où son rôle sera primordial. Elle sera la compagne qui vous fera sauter du lit le matin, ou amorcer le mouvement de ce pied vers le départ du marathon ou la porte de la salle de bain !

➤ Détection et formes

Quels signes cliniques peuvent nous alerter sur un déficit dopaminergique ?

La dopamine est le *starter* du mouvement, ce neuromédiateur permet de démarrer l'action. Souvenons nous de sa carence chez le patient atteint de la maladie de Parkinson[164] : initier la marche est un enjeu difficile.

À un moindre niveau, nous retrouverons des plaintes proches chez notre dépressif dopaminergique :

o fatigue, prédominant le matin

---

[164] L'étiologie de cette pathologie est plurielle. Au delà du déficit en dopamine on peut relever la perte des neurones du locus niger, l'atteinte des faisceaux nigro-striés ainsi qu'une atteinte des autres neurotransmetteurs (sérotonine, choline, glutamate et adrénaline).

- ○ ralentissement général
- ○ perte de la capacité à nourrir des projets
- ○ n'a plus le goût pour ses passions, ses hobbies
- ○ n'explore plus la nouveauté
- ○ indifférence et repli sur soi, ne cherche plus la compagnie de ses amis
- ○ trouble de l'attention et de la mémoire
- ○ sommeil non réparateur

Notons que ce type d'affection touche plutôt les sujets masculins, quoi que notre société qui impose des rythmes de vie « unisexes », tend à niveler de plus en plus cette différence.

La non prise en compte de ces signes conduit au syndrome de Burn-out, que l'on peut comparer à une ampoule (à filament) qui se grille ! Notre patient s'éteint après une période d'hyperactivité.

À Dans la catégorie des troubles dopaminergiques, on peut ajouter des pathologies invalidantes qui trouveront des voies de prise en charge, proches de celles de la dépression dopaminergique. Citons les troubles de l'attention chez l'enfant jusqu'au fameux *T.D.A.H.* et la *D.N.B.P.C.*[165].

Pour terminer ce tableau sur la dopamine, notons qu'elle est à l'origine du plaisir procuré par la plupart des addictions. Elle devient donc relativement rare par rapport aux récepteurs qui se sont créés dans une situation de sevrage : elle participe ainsi au syndrome de manque.

Ostéopathie

---

[165] *D.N.B.P.C. : Déficit Neuro Biologique de la Post Cinquantaine*
T.D.A.H. : Trouble de Déficit de l'Attention avec Hyperactivité ; ancienne dénomination du
T.H.A.D.A. : Trouble de l'HyperActivité avec Déficit de l'Attention.

Quatre situations cliniques sont relativement fréquentes.

➤ 1ère situation : déficit d'apport, premier compartiment vide!

Il faut réintroduire des aliments à forte teneur protéique, surtout aux périodes de grands besoins. Vous avez reconnu nos adolescents, qui, sous l'effet de la bienfaisante Growth Hormone, construisent de l'os (trame protéique), du muscle et ne mangent que des hydrates de carbone (produits « blancs » : céréales, pâtes, pizzas)!

Résultat : un adolescent mou, qui dort mais reste fatigué, une concentration médiocre...

Un petit-déjeuner *protéiné*, devrait améliorer cette situation, par exemple le british breakfast : jambon, bacon et œufs.

➤ 2ème situation : foie et pancréas exocrines en vacances.

Une fonction biliaire fatiguée, un pancréas fainéant et voilà un gaspillage qui s'instaure. La protéine mal digérée continue mollement sa descente, parvient au côlon qui fait travailler nos amies les bactéries en fin de trajet, produisant le nauséabond hydrogène sulfuré.

Les graisses ne sont pas émulsionnées, les protéases ne peuvent agir. Les apports en Acides Aminés sont trop faibles. Vous reconnaîtrez ces sujets par leur propension à l'émission de gaz putrides (odorants), de selles épisodiquement flottantes (trop grasses) et une incapacité à digérer les repas trop lourds.

La prise en charge ostéopathique passera par une évaluation :

• de la fonction pancréatique, et bien sûr des rapports connexes, neurovégétatifs, vasculaires, vertébraux de contiguïté etc...

• de la fonction hépatique, directe et comme précédemment à distance.

➤ 3ème situation : déviation de la tyrosine vers d'autres horizons...

Une dysfonction surréno-rénale avec une production anormalement continue de cortisol, de catécholamines, peut être sous l'effet d'un stress exogène trop permanent. On retrouve un sujet avec des troubles de la sudation, des ongles qui peuvent être bicolores. Si le terrain est ancien, on relève des cicatrices de couleur rouge sombre, témoignant de ce déséquilibre. L'axe de la prise en charge sera la régulation de la fonction rénale, pensez à la zone vertébrale dorsolombaire, au diaphragme et aux ptoses rénales qui peuvent initier cette dysfonction.

Autre situation fréquente, l'hyperinsulinisme, du sujet en prédiabète. L'insuline est l'hormone de l'anabolisme. Elle fait entrer dans les cellules insulino-sensibles[166], acides gras, acides aminés et glucose. La tyrosine captée par ces cellules sera beaucoup moins disponible pour le système nerveux central.

Une glande thyroïde qui se met en sur-fonctionnement ou plus fréquemment en irrégularité, va dépenser outrageusement sa tyrosine. On retrouvera des signes de dysthyroïdies [167] souvent associés à des dysfonctions de la vascularisation, particulièrement fragile, de cette glande. Une prise en charge ostéopathique du rachis cervical, des aponévroses moyennes et superficielles devrait modérer la fuite.

Bien d'autres possibilités de détournements de cet acide aminé peuvent être envisagées : inflammations chroniques, sport à l'excès, prise de compléments alimentaires non adaptés qui saturent les sites d'absorption, autant de situations qui pénalisent la disponibilité de la tyrosine.

➤ 4ème situation, la tyrosine rejoint bien le neurone central, mais les cofacteurs nécessaires à son développement son absents ou trop rares.
o Un manque de fer révélé par une ferritine basse (inférieure à 50 µg/l).
o Le magnésium, victime de sa rareté alimentaire, de sa fuite fréquente chez les

---

[166] Hépatocytes, adipocytes, myocytes
[167] Hors pathologies médicales avérées

stressés et les sportifs !

L'ostéopathe devra trouver le maillon faible, et répondre à cette question universelle : comment le patient a t-il pu dépasser ses forces vitales, ses capacités adaptatives pour basculer dans la dysfonction ?

Relevons dans ces lignes des axes d'investigations qui vont permettre de comprendre les différents schémas lésionnels. Accompagner le patient vers un équilibre cohérent de ce neuromédiateur est de notre charge.

Complémentation

Dans les déficits anciens, installés, corriger la cause, la fuite, n'apporte pas un soulagement rapide et sensible. La complémentation, par un précurseur ou, et, des cofacteurs est une solution à envisager.

Un apport de *L tyrosine*, de 300mg à 500mg le matin, permet de dépasser les aléas de la compétition aux niveaux des récepteurs entérocytaires et hémato-méningés.

De nombreux laboratoires proposent de la L tyrosine associée ou non à ses cofacteurs.

Ne perdons pas de vue qu'un problème demeure. Nos doigts et notre esprit d'ostéopathe nous permettent d'envisager une participation authentique à l'émergence d'une solution.

Comprendre et accompagner notre patient vers la fonction signera notre implication.

> Dad, pourquoi cette femme est-elle si triste ?

Pourquoi se met-elle en colère si souvent ?

Pourquoi est elle si gourmande en fin d'après-midi

Pourquoi crie t-elle sur ses enfants ou son mari ?

Pourquoi a t-elle tant de mal à trouver le sommeil ?

> O.D. : Regarde, regarde avec les yeux de ton esprit, là, que vois tu ?

> Arthur : Dans le cerveau, cette chose en difficulté. D'où vient elle ?

> OD : Cette chose s'appelle le tryptophane (TRP). C'est un acide aminé. Celui là est essentiel, notre corps ne sait pas le fabriquer.

À midi au moment du repas, il était au bout de la fourchette dans le riz, le poulet, le fromage même. Avec d'autres de la même race, mais de tribus différentes, phénylalanine, tyrosine, leucine, isoleucine et valine, il a fait un long voyage. Il s'est un peu perdu ! Ces tribus appartiennent à la communauté des acides aminés neutres (AAN).

Il faut que tu comprennes pourquoi il se retrouve si seul dans le cerveau. Regarde avec le bout de tes doigts, touche son ventre, parcours patiemment le tube digestif. Retrouves tu des zones dures, des matières bloquées ?

> Arthur : Non je ne vois pas. Pourquoi ?

> O.D. En cas de constipation, TRP se serait dégradé en un produit, l'indican, que l'on retrouve dans les urines.

Dis moi, est ce que le bout de tes doigts déclenche sur son ventre une douleur, un inconfort ? Est ce que ses muscles se contractent sous tes doigts ?

> Arthur : Non.

➢ O.D. : Alors il n'y a pas d'inflammation. Si cela était le cas, le TRP aurait péri, transformé en cynurénine.

Continue, cherche. Si tout va bien, c'est qu'il a pu parcourir librement le tube et tenter de rentrer dans l'espace portal.

Un seul récepteur lui permet de traverser la barrière de l'intestin. Il doit le partager avec les 5 autres acides aminés neutres dont je t'ai parlé. Sa concentration sera déterminante dans cette compétition.

➢ Arthur : La prochaine étape c'est bien le foie ?

➢ O.D. : Oui

Comment est il ?

➢ Arthur : Il me semble un peu dur, figé.

➢ O.D. : Demande à ta patiente quelle drogue[168] elle a consommée ?

➢ Arthur : Elle me dit qu'elle ne prend jamais de drogue, elle prend juste un petit comprimé tous les soirs pour ne pas avoir d'autres bébés ;

➢ O.D. : Ne pas avoir d'enfants… drôle d'idée ! je ne connais pas ce comprimé, mais peut-être que ce produit force son foie à un travail de détoxication. Ainsi, si cela dure depuis longtemps, elle gaspille une précieuse vitamine, la vitamine B3. Cette vitamine participe à la libération d'énergie à partir du glycogène. Elle aide aussi à réparer l'ADN…

Si ta patiente a dépensé sa vitamine B3, elle doit en fabriquer. Cela coûte cher, très cher en TRP. Il lui faudra 60 TRP pour une seule vitamine !

Tu sembles avoir trouvé la fuite.

➢ Arthur : Alors que dois je faire ?

➢ OD : Donne à son foie la capacité à nettoyer ce petit comprimé. Tu ne dois pas choisir pour elle si elle doit avoir des enfants !

---

[168] Au sens américain du XIXème siècle

Regarde avec le bout de tes doigts si son foie est en pleine possession de ses fonctions.

➤ Arthur : Non, il a besoin d'être drainé. Il y a une côte qui limite le passage de la lymphe de la chaîne mammaire interne droite[169].

➤ O.D. : C'est bien, *find it, fix it and leave it alone.* Tu te souviens de ma leçon ?

➤ Arthur : Mais tout cela va demander quelques semaines pour relancer son foie. Livre moi un moyen plus rapide.

➤ O.D. : Ta patiente l'a déjà trouvé, sans le comprendre.

➤ Arthur : ?!

➤ O.D. : Que fait elle en rentrant de son travail au moment où sa mélatonine commence à faire diminuer son stock de sérotonine ?

➤ Arthur : Je crois qu'elle dévore des petits gâteaux et du chocolat.

➤ O.D. : Voilà son traitement antidépresseur !

➤ Arthur : Le chocolat ?

➤ O.D. : Presque, l'insuline dont il déclenche la sécrétion. L'insuline est l'hormone de l'anabolisme[170].

Elle modifie favorablement l'équilibre du TRP par rapport aux autres AAN. Elle lui redonne une représentativité acceptable pour franchir la prochaine barrière, la Barrière Hémato-Méningée[171].

➤ Arthur : Alors on lui laisse manger son chocolat, c'est un médicament ?

➤ O.D. : Bien sûr, essaies de la convaincre qu'un fruit pourrait aussi faire l'affaire !

➤ Arthur : On dit que 95% de la sérotonine se trouve dans l'intestin. Pourquoi la Nature, si parfaite, ne puise t-elle pas dans cette réserve pour servir les neurones du cerveau?

---

[169] Voir *Applied anatomy of the lymphatics* (MILLARD & WALMSLEY, 1922)
[170] Elle permet de faire rentrer le sucre les acides aminés dans les hépatocytes, les adipocytes, et les cellules du muscle. Cette internalisation est favorable à la représentativité du TRP en extracellulaire. Perlemuet endocrinologie et diabétologie nutrition
[171] BHM

➤ O.D. : Tout simplement par ce que la sérotonine est trop lourde pour traverser la BHM. Le TRP, ou un précurseur de la sérotonine, peuvent passer. La mélatonine elle, peut passer, car elle est liposoluble et le passage des membranes plasmatiques ne lui cause aucun souci.

Si ton travail est juste, le TRP sera bien représenté et pourra entrer en compétition favorable dans le cerveau.

➤ Arthur : Que fait-il dans le cerveau ?

➤ O.D. : Il devient neuromédiateur, en se transformant en sérotonine. Il va dès lors, transmettre l'influx nerveux au niveau de certaines synapses, de certains circuits. Sa spécialité, c'est la sérénité !

➤ Arthur : Alors si on en manque on est coléreux ?

➤ OD : On a du mal à assumer les contraintes du quotidien, à supporter les enfants, le conjoint. Pour compenser ce mal être, on se réfugie dans des activités répétitives, le sport, le grignotage… On va aussi manquer de sommeil et beaucoup d'hormones seront déréglées en cascade.

➤ Arthur : Quel rapport avec le sommeil et les hormones ?

➤ O.D. : Cette sérotonine fabriquée à partir du TRP, commence à se transformer vers 17h00, tous les jours, en un autre neuromédiateur, la mélatonine. C'est la baisse de la lumière du jour qui déclenche cette transformation. Cette mélatonine va l'accompagner vers l'endormissement.

➤ Arthur : Et les hormones ?

➤ OD : Il y a une chose importante concernant les hormones, c'est le rythme !

Elles sont sécrétées suivant un programme précis, dans la journée, la saison, qui est propre à chacune, en fonction de ses actions. Chez les animaux, il y a une saison des amours, un peu moins chez nous, encore que… Elles conditionnent notre réveil, notre dynamisme, nos appétits, nos digestions, notre sommeil…

Cette mélatonine est notre métronome. Elle lit la lumière et permet de nous adapter sur le plan endocrinien.

➢ Arthur : C'est énorme !

➢ OD : Tu n'imagines pas...Je vais te confier un secret d'ostéopathe concernant la mélatonine. La lumière qui frappe notre rétine emprunte des neurones photosensibles, mais non visuels, qui transmettent leurs signaux, via le ganglion cervical supérieur, à l'épiphyse dans le toit du 3ème ventricule. Cette lumière freine la sécrétion de mélatonine.

Par réaction inverse, la baisse de la lumière, le soir, permet l'augmentation de la mélatonine qui enclenche le sommeil.

Les variations saisonnières de quantité de lumière dans le nycthémère agissent ainsi, par cette modulation, sur de nombreuses autres hormones.

Ce délicat mécanisme peut être compromis par une dysfonction cervicale qui va perturber ce ganglion cervical supérieur.

As tu bien testé ses cervicales ? A-t-elle subi un choc, un *whiplash*. Souffre t-elle de céphalées occipitales ?...

➢ Arthur : Je vais voir tout cela lors de la prochaine séance.

Puis je lui proposer quelques conseils de vie, alimentaires, des compléments peut-être ?

➢ O.D. : Bien sûr, l'alimentation est importante. Pour faciliter la disponibilité du TRP il faut apporter un peu de sucre vers 17h00, consommer des aliments ayant un bon rapport TRP/AAN à midi, comme le riz, le poulet, le petit lait, les fromages de lactosérum… Le soir il faudra limiter les apports massifs de protéines et proposer des féculents à faible index insulinique et haute densité nutritionnelle, quinoa, lentilles, riz complet...

Il faut veiller à l'apport d'acide gras poly insaturés, notamment les omégas 3 de type DHA. Ils ont démontré leurs actions favorables en cas de troubles sérotoninergiques. Les poissons gras et les huiles de colza, de cameline, de noix sont à conseiller.

Le sport est très utile car il agit comme l'insuline au niveau du muscle. Toutefois, s'il est pratiqué trop tard dans la journée, il mettra le sujet dans un état sympathicotonique défavorable au sommeil.

Il convient de modérer l'exposition lumineuse le soir, car cela diminue fortement la sécrétion de mélatonine (limiter les écrans le soir).

Les compléments alimentaires à base de TRP, de précurseurs de sérotonine et des cofacteurs nécessaires à la fabrication de sérotonine, sont de bonnes alternatives, mais elles doivent rester transitoires. Ils sont à éviter en cas de constipation ou d'inflammation du tissu digestif. La dose de L TRP doit être de 200 à 400mg et associé à la vitamine B6 et au magnésium qui participent aux transformations biologiques de synthèse de la sérotonine. La prise de complément vers 17h00 devra s'accompagner d'un jeune protéique le soir pour améliorer la disponibilité du TRP.

Les régimes hyper-protéinés sont à ce titre les agents sournois de la carence en sérotonine. Ils programment une reprise du poids à moyen ou long terme et des états dépressifs. Cet inconfort conduit rapidement à la recherche d'un équilibre par la consommation de sucre. Cela favorise finalement, l'hyperplasie adipocytaire et la résistance à l'insuline.

Le 5 Hydroxy TryptoPhane (5HTP) contenu dans des plantes comme le griffonia assure un bon apport naturel.

La complémentation sera utile lorsque les troubles sont légers, pour une période transitoire. Elle n'est pas une alternative à un traitement psychologique par la parole ou chimique par les Inhibiteurs de la Recapture à la Sérotonine.

➢ Arthur : merci pour ce voyage, Dad.

➢ O.D. : Le voyage en biologie est une conquête qui n'atteindra jamais son Pacifique.

8.   Introduction bis

Envisager écrire sur les sciences du vivant, c'est déjà s'exposer à l'obsolescence...

Ce livre se veut un premier trait entre la micronutrition et l'ostéopathe. Il n'a pas d'autre objectif que de vous faire rêver l'ostéopathie autrement.

Notre art se rêve, dans les livres, mais se vit avec nos patients. Il faut maintenant passer du rêve à la réalité, placer ses mains, les laisser respirer, vivre, plonger nos connaissances dans l'histoire des patients. Voyons comme Still avec *l'œil de nos esprits* et posons nous les bonnes questions :

➢ Quels sont les besoins de ce patient ici et maintenant ?

➢ D'où vient il ?

➢ Où va t il ?

Peut-être n'avez vous pas lu ce livre, vous commencez par la fin, pour avoir le fin mot... Vous voilà un peu déçu ! Il n'y a pas de fin.

 Intituler ce chapitre *conclusion* eut été prétentieux et contraire à l'esprit, à l'éthique ostéopathique. Ne fermons pas la porte de la conscience.

Ce livre est sans doute parmi les premiers à parler de micronutrition à la manière d'un ostéopathe. Souhaitons lui d'être plagié, prolongé, critiqué, ou aimé mais surtout pas conclu.

Il n'a rien inventé, parcourez la bibliographie vous en serez convaincu. Il a juste découvert, un peu de connaissance... Pour nos doigts pensants d'ostéopathes. Ce que vous venez de lire, ou que vous allez lire, n'exclut pas les autres *paysages* de l'ostéopathie. Aucune forme d'ostéopathie ne peut s'arroger le droit d'en exclure d'autres. Il n'y a qu'une ostéopathie mais des pratiques diversifiées. Elle est un voyage qui dure toute la vie, nous traversons différentes contrées, qui marquent notre mémoire, attisent notre passion et donnent à nos pas, l'envie d'aller plus loin.

Traversez la micronutrition comme une forêt. Vous ne connaîtrez pas la cime de tous les arbres, mais vous savez qu'elles existent.

Aucun paysage de l'ostéopathie ne doit conduire à une impasse. Elle est un *path*.

Si l'on vous vend de la certitude... Fuyez !

Un de nos détracteurs, thérapeute d'une médecine manuelle parente, un jour a dit :

Les ostéopathes sont trop différents, on ne sait jamais ce qu'ils vont faire. Nous, nous avons tous le même type d'approche, la même formation.

Je ne crois pas qu'on nous ait déjà adressé un si beau compliment.

9. Liste des abréviations

- AA : Acide Arachidonique
- AAN : Acides Aminés Neutres
- ACTH Adréno Cortico Trophine Hormone
- ADN : Acide DésoxyriboNucléique
- AFSSA : Agence Française de Sécurité Sanitaire de l'Aliment. La fusion de l'AFSSA et de l'AFSSET (Agence Française de Sécurité Sanitaire de l'Environnement et du Travail) a abouti à la création de l'Anses (Agence Nationale de Sécurité Sanitaire de l'alimentation, de l'Environnement et du travail),
- AGE : Acides Gras Essentiels
- AGMI : Acides Gras Mono Insaturés
- AGPI : Acides Gras Poly Insaturés
- AGS : Acides Gras Saturés
- A.H.H.S : Axe Hypothalamo Hypophysaire Surrénalien, l'hypothalamus sécrète de la Cortico Releasing Hormone qui déclenche libération d'Adréno Cortico Trophine Hormone qui va provoquer la sécrétion au niveau des surrénales de glucocorticoïdes.
- AHHT : Axe Hypothalamo Hypophyso Thyroïdien (Thyrotropine releasing Hormone – Thyroglobulin Stimuling Hormone – Thyroglobuline (T4) et triiodothyronine (T3)
- AML : Acidose Métabolique Latente
- AQR : Apports Quotidiens Recommandés, quantité de nutriment nécessaire pour maintenir un être humain en bonne santé. L'AQR se base sur les données américaines des Recomandet Dietary Allowance. D'autres échelles existent, les Apports nutritionnels Conseillés sont des chiffres issus des instances françaises, les Apports Journaliers Recommandés correspondent à des valeurs internationales. Ces trois curseurs ne sont pas toujours en adéquation.

- ATP : Adénosine Tri Phospphate
- BHM : Barrière Hémato Méningée
- COX : Cyclo Oxygénase
- CRH : Cortico Releasing Hormone
- CRP US : C réactiv Protéine Ultra sensible= protéine C réactive ; dosage précis
dans le sang de cette protéine qui participe à l'inflammation. Elle en est le témoin des
inflammations dites de bas grade. (Valeur Optimale Santé <1mg/l)
- DGLA : Dihomo Gamma Linolenic Acid
- DHA : Docosa Hexaénoïc Acid
- D.N.B.P.C. : Déficit Neuro Biologique de la Post Cinquantaine
- DPE : Dysfonction Pancréatique Exocrine
- ENA : test d'Extraction Nette Acide pour évaluer l'acidose.
- EPA : Acide Eicosa Pentaénoïque
- GLA : Gamma Linolénic Acid
- HDL : High Density Lipoprotein surnommé le bon cholestérol
- HPI : Hyper Perméabilité Intestinale
- IEDM: Institut Européen de Diététique et de Micronutrition
- IgAs : IgA sécrétoires Immunoglobulines spécifiques des muqueuses
- IL : Interleukine, cytokines que l'on croyait exprimées uniquement par les
leucocytes, d'où leur nom.
- IMC : Indice de Masse Corporelle, poids/ taille^2, permet d'évaluer le surpoids, la
maigreur ou la normalité d'un sujet.
- LGS : Leaky Gut Syndrom idem HPI
- LOX : Lipo Oxygénase

- MEq : milli Equivalent ; l'équivalent d'une espèce ionique est égale à la quantité de matière en moles de cette espèce multiplié par la valeur absolue de sa charge électrique.
- MICI : Maladies Inflammatoires Chroniques de l'Intestin
- MMP : Métalo Protéases Matricielles, groupe d'enzymes protéolytiques, il en existe 23 chez l'homme, qui modifient la matrice extracellulaire du tissu conjonctif.
- NADPH : Nicotinamide Adénine Dinucléotide Phosphate- H_2
- NFkB : Nuclear Factor Kappa B
- N.O. : Monoxyde d'Azote, agent naturel très oxydant
- PAD : Pression Artérielle Diastolique
- PAS : Pression Artérielle Systolique
- Ph : Phénylalanine
- pH : Potentiel en ions H^+
- PRAL : Potential Renal Acid Load
- QCA® : Questionnaire de Charge Acide
- SAM : S-Adénosyl Méthionine
- SM : Syndrome Métabolique
- SPM : Syndrome Poly Métabolique
- T8 : Thoracique n°8, huitième vertèbre dorsale ou thoracique.
- T.D.A.H. : Trouble de Déficit de l'Attention avec Hyperactivité
- T.H.A.D.A. : Troubles de l'HyperActivité avec Déficit de l'Attention
- TH 1 ou 2 : T Helper 1, Voie de l'immunité cellulaire ;T Helper 2 voie de l'immunité humorale
- TLR : Toll Like Recepteur
- TNF alpha : Facteur de nécrose tumorale, ou cachexine ou cachectine médiateur de l'inflammation de la phase aigue.

- TRP : Tryptophane
- Tyr : Tyrosine
- Vit. : vitamine

10. Travaux cites

1. ABRAHAM, G. (1982). *The calcium controversy.* journal of applied nutrition - vol 34 n2.

2. ACQUISITO, F., & MAI, M. (2002). *Recepteur de type Toll.* American society for pharmacology and experimental therapeutics 2002.

3. ALBERTI, K., Eckel, R. H., Grundy, S. M., Zimmet, P. Z., Cleeman, J. I., Donato, K. A., et al. (2009). *Harmonizing the metabolic syndrome.* International diabètes fédération et American Heart Association.

4. BEAULIEU, P. (2005). *pharmacologie de la douleur.* Montréal: les presses de l'université de Montréal.

5. BHUPATHIRAJU, S., WEDICK, N., PAN, A., MANSON, J., REXRODE, K., WILLET, W., et al. (2013). *Quantity and variety in fruit and vegetable intake and risk of coronary heart disease.* American journal of clinical nutrition.

6. BLAKE, G., & RIDKER, P. (2002). *C-reactive protein subclinical atherosclerosis and risk of cardio-vascular events, arterioscler. thromb vasc biol.* Arterioscler thromb vasc biol.

7. BLESCHMIDT, E. (2004). *Comment commence la vie humaine.* Vannes: Sully.

8. BRANISTE, V. (2011). *La barrière intestinale, une nouvelle cible des estrogènes et des xéno-estrogènes.* These de doctorat Universite Paul Sabatier Toulouse.

9. BROCHOIRE, G. (2003). *le pain le sel un enjeu de santé publique?* NAFAS volume 1.

10.BUTTET-MIQUEL, B., & GLENARD, F. (2010). *Osteopathie viscérale; recueil des techniques palpatoires et diagnostiques selon Frantz Glenard.* Sully.

11.CAMPBEL, B., BADRICK, T., FLATMAN, R., & KANOWSKI, D. (2002). *Limited clinical utility of high-sensitivity plasma C-reactive proteine assays.* Ann clin Biochem.

12.CAPOROSSI, R. (1994). *Système neurovégétatif et troubles fonctionnels* (éd. 2). de Verlaque.

13.CHEYRON, D., PAILLARD, M., & POGGIOLI, J. (2002). *Régulation de l'activité de l'echangeur Na+H+ apical NHE3 par trafic intracellulaire de la protéine.* Paris: INSERM U356 Université Paris VI.

14.COMEAUX, Z. (2005). *Ostéopathie et médecine du futur, la vie et l'oeuvre de Robert Fulford.* Sully.

15.COUDRON, O. (1997). *Les rythmes du corps, chronobiologie et santé.* Paris: NIL.

16.COUJARD, R., Poirier, J., & Racadot, J. *Précis d'histologie humaine.* Laval Quebec: Masson presse universitaire Laval.

17.DEMEULE, M. (2005). *Effet des épigallo catechines 3-gallate ou EGCG sur le NFkB et le P 53.*

18.DEMIGNE, C., DAVICCO, M., & COXAM, V. (2009). *Alimentation et equilibre acido-basique .* INRA. THEIX: Unité de nutrition humaine UMR 1019.

19.DERIES, B., DEMONDION, B., DELFAUT, E., PAUL, C., CHASTANET, P., & COTTEN, A. *maladie des dépôts d'hydroxyapatite.* Hopital Salengro CHRU. Lille: 31-316-B-10.

20. DIVE, V. *Développement d'inhibiteur sélectif de métalloprotéases à zinc.* institut de biologie et de technologie de Saclay. Saclay: CEA direction des sciences du vivant.

21. DUEE, T., QUIN, M., & QUIN , J. (2005 2006). *l'approche micronutritionnelle dans la prise en charge des tendinopathies.* Dijon: DU alimentation santé micronutrition.

22. DUHAMEL, J., LAURAN,, M., HAMEL, A., & BACH, N. (2002). *Prévention de l'ostéoporose dès l'âge pédiatrique?* CHU Clémenceau. Caen: Paediatrica.

23. DUVAL, J. A. (1976). *introduction aux techniques ostéopathiques d'équilibre et d'échanges réciproques.* Paris: maloine.

24. EMEA. (2003). *comitee for veterinary medicinal products oxalic acid.* european agency for the evaluation of medicinal product.

25. FESKANICH, D., BISCHOFF-FERRARI, H., FRAZIER, A., & WILLET, W. (nov; 2013). *Milk consumption during teenage years and risk of fractures in older adults.* Harvard: JAMA peditrics.

26. FÄNDRIKS, L., & HELANDER, H. (2014). *SUrface area of the digestives tract much smaller than previously thought.* University of Gothenburg.

27. FRYETTE, H. H. (1942). Arthritis. *Yearbooks selected papers* , 58.

28. FUCHS, N. (2010). *The calcium Hoax.* E BOOK.

29. FUCHS, N. (2006). *The Health dtective's 456 most powerful healing secrets.* Brand Basic Health publication.

30. FUNK, J., FRYE, J., & et al. (2006). *Efficacy and mechanism of action on turmeric supplement in the treatement of experimental arthritis rheum.* université Arizona.

31. GANONG, W. F. (2005). *Physiologie médicale* (éd. 2ème édition). Bruxelles: de Boeck.

32. GERMAN, B., SAMARA, L., CARLITO, B., & DAVID, A. (2008). *Human Milk Oligosaccharides: evolution, structures and bioselectivity as substrates for intestinal Bacterial.* Nesle Nutr workshop Ser pediatr Program.

33. GESING , A., BILANG BLEUEL, A., DROSTE, S., LINTHORSTE, A., HOLSBOER, F., & REUL, J. (2001). *Psychological stress increases hippocampal mineralocorticoid recotor levels: Involvement CRH.* Munich: Max Planck intitute of psychiatry.

34. GRIMM, P., & BIESALSKI, H. K. *Atlas de poche de nutrition.* Paris: Maloine.

35. GUARNER, F., KHAN, A., GARISH, J., ELIAKIM, R., GANGL, A., Thomson , A., et al. (2011). *Probiotique et prébiotiques.* World Gastoenterology Organisation.

36. HAUGEN, I. (2013). *Hand osteoarthritis in relation to mortality and incidence of cardiovascular disease.* Framingham heart study ANn Rheum.

37. HOFFMANN, J. (2003). *L'immunité innée.* la lettre de l'académie des sciences.

38. HULETT, G. D. (1922). *A text book of the principles of osteopathy.* (fifth, Éd.)

39. HULETT, G. D. (2011). *Manuel de principes de l'ostéopathie.* (T. Pierre, Trad.) Vannes: Sully.

40. JACOTOT, B., & CAMPILLO, B. (2003). *Nutrition humaine.* Paris: Masson.

41. JILL, H. (1997). *le fer et les mathématiques.* Rochester.

42. KORR Pr Ph D., I. (2011). *Bases physiologiques de l'ostéopathie.* (A. A. Françoise, Trad.) Mercues: Frison Roche.

43. KOUSMINE, C. (1987). *Sauvez votre corps!* Robert Laffont.

44.KRAHN, A., HEALEY, j., CHAUHAN, V., BIRNIE, D., SIMPSON, C., CHAMPAGNE, J., et al. (2009). *Systematic assessment of patients with unexplained cardiac arrest.* LONDON ONTARIO: CROSSMARK.

45.LA FARGE de, F., & CAZANAVE, G. (2007). *RapportSodium/Potassium et test E.N.A. versus questionnaire clinique. Validation par l'analyse du rapport Na/K et du test ENA, d'un questionnaire de dépistage spécifique de l'acidose avec signes cliniques et paramètres physiques objectivables.* Dijon Clermont Ferrand: DIU Alimentation santé, micro-nutrition.

46.LAFITTEDUPONT. (2011). *Les différent laits et leur complexité.* Thèse de doctorat pharmacie.

47.LEE, P. R. (2011). *Interface.* (E. Sully, Éd., & T. P., Trad.)

48.LEVRAUT, J., GARCIA, P., GIUNTI, K., & GRIMAUD, D. (1998). *Traitement d'une acidose metabolique.* Departement anesthesie réanimation hopital Saint ROCh, NICE.

49.LIPTON, B. H. (2006). *la biologie des croyances.* (O. Annie, Trad.) Ariane.

50.LORGERIL de, M., & al., e. (1994). *Mediterranean alpha-linolenic acid rich diet in secondary prevention of coronary heart disease.* Lancet.

51.LORGERIL, M., & al., e. (1999). *Mediterranean diet, traditional risk factors, and the rate of cardio-vascular complication; final report of the Diet Heart Study.Circulation.*

52.MAGOUN, H. I. (1968). Stress disease and nutrition. (A. o. osteopathy, Éd.)

53.MANNA, S., MUKHOPADHYAY, A., & AGGARWAL, B. (2000). *Resveratrol supressesTNF-induced activation of nuclear transcription factor NF-kB, activator protein-1, and apoptptosis: pottential role of reactive oxygene intermediates and lipid peroxydation.* J Immunol.

54. MASSIERA, e. (2010). *A western like fat diet is sufficient to induce a gradual anhancement in fat mass over generation. J lipid Res.* the american society for biochemistry and molecular biology.

55. MERRIL, E. (Avril 1934). *Ostéopathic and "old school" Results in mental deseases.* Vol 33 n 8. special reprint 2000: The journal of the ostéopathic Association.

56. MILLARD, F., & WALMSLEY, A. (1922). *Applied anatomy of the lymphatics.* lighning source inc.

57. NARBONNE, J., & ROUQUETTE, H. (2010). *Sang pour sang toxique.* (T. S. editeur, Éd.)

58. NILSON, M., Stenberg, M., Frid, A., Holst, J., & Bjorck, I. (2004). *Glycemia and insulinemia in healty subject after lactose-equivalent meals of milk and other food proteins: the role of plasma amino acids and incrétins 1,2,3.* American society for clinical nutrition.

59. ORPHAN, & DESIGNATION. (2006-2013). *Oxalobacter formigenes strain HC-1 for the treatment of primary hyperoxaluria.* Sweden: European Commission to OxThera AB.

60. OSORIO, A., & ALON, U. (1997). *The relationship between urinary calcium, sodium and potassium excretion and teh role of potassium on treating idiopathic hypercalciuria.* Kansas City Missouri: Pediatric nephrology Mercy Hospital.

61. PALDI, A. (2009). *L'hérédité sans gènes.* Paris: le pommier, cité des sciences et de l'industrie.

62. PERSONNAZ, A. (2014). *La psychologie de Gerda Boyesen. Une voie pour l'ostéopathie?* CSOF Toulouse. Toulouse: memoire de fin d'étude d'ostéopathie.

63.PRIN, L., Hennache, B., Dubucquoi, S., Abbal, M., Faure, G., Bouletreau, P., et al. (2013). *Immunologie, réaction inflammatoire question 112.* Récupéré sur ASSIM Association des Collèges des enseignants d'immunologie de langue française: WWW.assim.refer.org

64.RATIO, A. (2012). *Le crâne en ostéopathie.*

65.RIANT, E. (2009). *Effets protecteurs des estrogènes sur l'insulino resistance et le diabete de type 2.* Toulouse: These de doctorat Paul Sabatier Toulouse.

66.RICHARDSON, J., & Montgomery, P. (2005). *a randomized,controlled trial of dietary supplementation with fatty acids in children with development coordination disorder.* Oxford: pediatrics.

67.ROUVIERE, H. (1920). *Précis d'anatomie et de dissection Tome II.* Masson.

68.RUBI, B., LJUBICIC, S., POURNOURMOHAMMADI, S., CAROBBIO, S., ARMANAT, M., BARTLEY, C., et al. (2005). *Dopamine D2-like Receptor are expressed in pancréatic Beta Cell and mediate inhibition of insulin secretion.* Geneve: The journal of biological chemistry.

69.SCHMIDT, R. F. *Physiologie, en bref* (éd. 2e). (F. N. Karman Hubert, Trad.) Bruxelles: de Boeck université.

70.SEIGNALET, J. (2001). *L'alimentation ou la troisième médecine* (éd. 4 ème). Francois Xavier de Guibert.

71.SHERWOOD, L. (2006). *Physiologie humaine.* (A. LOCKHART, Trad.) de Boeck.

72.SOUCCAR, T., & ROBARD, I. (2004). *Santé, mensonges et propagandes.* Seuil.

73.SOUCI, FACHMAN, & KRAUT. (2000). *la composition des aliments tableaux et valeurs.* Deutsche forschungsanstalt fur lebensmittelchemis.

74. STILL, A. T. (1910). *ostéopathie recherche et pratique*. (I. e. P., Trad.) Vannes: Sully.

75. STILL, A. T. (1899). *Philosophie de l'ostéopathie*. (T. P., Trad.) Vannes: Sully.

76. TAL DIA, A., Camara, M., Ndyaye, p., Faye, a., Wone, i., Gueye, B., et al. (2009). *Apport de la supplémentation en spiruline sur les performances scolaires des enfants en cours d'initiation à Dakar*. Dakar: SFSP.

77. TESTUT, L. (1899). *Traité d'anatomie humaine* (Vol. tome 4). Paris: O Doin.

78. UPLEDGER, J. E. (1982). Childhood behavioral problems. *The journal of applied nutrition* , 130.

79. VALDIGUIE, P. (2000). *Biochimie clinique* (éd. 2ème). Cachan: EMI.

80. VEERA REDDY KONDA, ANURADHA, D., GARY, D., JEFFREY, S., & MATTHIEU, L. (2006). *Rho iso alpha acides du houblon inhibent la voie GSK3/NFkB et réduisent les marqueurs inflammatoires associés à l'os et à la dégradation du cartilage*. The FASEB journal.

81. VIRMANI, R., KOLODGIE, F., BURKE, A., FARB , A., WEBER , D., KUTYS, R., et al. (2004). *Pathologic assessment of the vulnerable human coronary plaque*. HEART and education in heart.

82. WATERLAND, R., & JIRTLE, R. (2003). *Transposable elements targets for early nutritional effects on epigenetic gen regulation*. Mol Cell Biol.

83. WIDMER, F., & BEFFA, R. (2000). *Aide mémoire de biochimie et de biologie moléculaire*. TEC et DOC.

84. WULLEMIN , W., SURBECK, D., & FAVRAT, B. (2004). *Iron medline*. Lausanne Lucerne: Société Suisse de Nutrition.

Table des matières

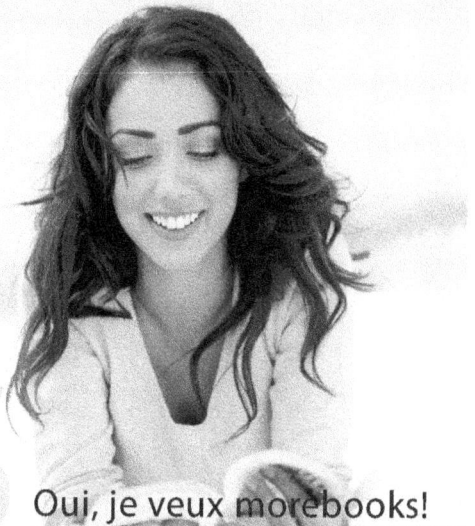

www.ingramcontent.com/pod-product-compliance
Lightning Source LLC
Chambersburg PA
CBHW021600210326
41599CB00010B/536